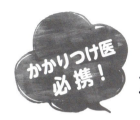

かかりつけ医必携！地域包括ケア時代における

行動変容と継続支援

編集 小谷 和彦
自治医科大学 地域医療学センター 教授

じほう

序

地域包括ケア時代における行動変容と継続支援
～かかりつけ医療のために～

　日本では，昨今，超高齢社会や人口減少社会への対応が喫緊の課題となってきています。この社会づくりに医療の関わりは欠かせません。時流に呼応した地域医療のキーワードとして，**地域包括ケア**の推進が声高に叫ばれるようになってきました。住み慣れた場所でそれぞれの人が自分らしく暮らしていくために，住まい・医療・介護・予防・生活支援が一体となるシステムやネットワークを地域ごとに構築することが一層指向されるようになっています（図1）。全国のあちらこちらで多様な地域包括ケアの経験が蓄積され，地域包括ケア時代は進んでいくでしょう。

　これと連動して，**かかりつけ医療**の推進もキーワードとなっています。医療が身近に提供されることは地域包括ケアの一構成要素であり，かかりつけ医療はあらゆる健康関連問題の対処役として機能する頼もしい存在に他なりません。この具体像の一つとして，生活習慣病の管理，心身のケア，あるいは日常生活の維持・向上の支援を継続的に行うことが挙げられます。

　実は，生活習慣，服薬，医療の享受といったことは，広く行動とみなされます。近年，行動科学は普及し，生活習慣の是正のような行動変容に関する方法論は日常診療の中で適用されるようになってきました。行動変容の導入に対する情報は，さまざまな機会に共有できるようになってきました。他方で，行動変容を促した後の行動の継続，そして定着についての方法については，模索が続いている現状も見受けられます。

　地域包括ケア時代のかかりつけ医療においては，受診者あるいは地域住民と長くお付き合いすることが前提です。こうした背景を踏まえて，本書

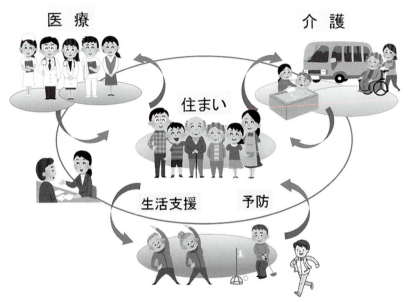

図1　地域包括ケアのイメージ（厚生労働省の原図をもとに作成）

では，かかりつけ医療の設定で，行動変容と継続支援をテーマとする執筆者から日常の取り組みの例とその解説を寄せて頂きました。かかりつけ医療の扱う範疇（守備範囲）は広く，行動継続法として，地域の特性を活かす視点，地域包括ケアに参加する専門職や家族との関係性への視点，あるいはかかりつけ薬局やInformation and Communication Technologyの活用への視点など，多岐にわたります。読者の皆さんからも，いろいろな試みや事例をお寄せ頂けると，また幸いと思っています。

2016年11月

小谷　和彦

執筆者一覧

編集者

小谷　和彦　自治医科大学 地域医療学センター 地域医療学 教授

執筆者（執筆順）

小谷　和彦　自治医科大学 地域医療学センター 地域医療学 教授
中村　正和　地域医療振興協会ヘルスプロモーション研究センター センター長
松本　一成　佐世保中央病院糖尿病センター センター長
土屋　淳郎　土屋医院 院長：東京都豊島区
武田以知郎　明日香村国民健康保険診療所 所長：奈良県高市郡
大沼スミエ　国分寺さくらクリニック：栃木県下野市
村田　光延　国分寺さくらクリニック 院長：栃木県下野市
竹中　裕昭　竹中医院 副院長：大阪府大阪市
町田　英世　まちだクリニック 院長：大阪府守口市
矢吹　　拓　国立病院機構栃木医療センター 内科医長
野村　洋介　阪神調剤薬局
村上　博之　ききょう薬局：三重県名張市

目 次

序 地域包括ケア時代における行動変容と継続支援
　～かかりつけ医療のために～ ……………………… 小谷　和彦

Case 1 地域資源を用いた身体活動の維持・向上 … 小谷　和彦　3
　エピソード　肥満を伴う高中性脂肪血症で受診したAさん……3

Case 2 行動科学を活用した禁煙支援 ………………… 中村　正和　11
　エピソード　禁煙の気持ちがなかなか高まらないAさん……11

Case 3 コーチングを用いた糖尿病ケア ……………… 松本　一成　25
　エピソード①　血糖コントロールがなかなか改善しないAさん……25
　エピソード②　血糖コントロールの悪化に驚いたBさん……27
　エピソード③　間食が多いために血糖コントロールがうまくいかない
　　　　　　　　Cさん……29

Case 4 認知症患者を見守る多職種連携システム … 土屋　淳郎　33
　エピソード　独居生活となった認知症のAさん……33

Case 5 たずね続ける虚弱高齢化の支援 ……………… 武田以知郎　45
　エピソード　介護申請やリハビリを拒むAさん……45

Case 6 記録式ICTによる食事指導 ……… 大沼スミエ，村田　光延　55
　エピソード　毎日好きなように食べていたAさん……55

Case 7 家族を視野に入れた糖尿病ケア ……………… 竹中　裕昭　65
　エピソード①　家族を視野に入れた個人面接が有効であったAさん……65
　エピソード②　家族面接が有効であったBさん……68

Case 8 相互作用からアプローチする
　慢性疼痛ケア ……………………………………… 町田　英世　77
　エピソード①　登校日の朝になるとお腹が痛くなるA君……77
　エピソード②　どの治療も効果がなく，あちこちが痛むBさん……81

Case 9 医薬連携による
　　　　 ポリファーマシーへの対応 ……… 矢吹　拓，野村　洋介　93
　エピソード　大腿骨頸部骨折で入院したAさん ……93

Case 10 エンパワーメントによる
　　　　　生活習慣改善支援 ……………………… 村上　博之　101
　エピソード　間食に対するセルフケアに自信がないAさん ……101

付説　「かかりつけ医」機能と診療報酬 ……………… 村田　光延　111
　　期待される，かかりつけ医の役割 ……111
　　診療報酬―かかりつけ医点数の変遷 ……114
　　診療報酬改定から見えてくる"かかりつけ医"の姿 ……115
　　"3方よし"の地域包括ケア ……119

用　語

　行動科学 ……8
　動機づけ面接法 ……23
　指導者のための禁煙支援・治療のeラーニング ……24
　小規模多機能型居宅介護 ……41
　多職種連携システム ……42
　高齢（フレイル）症候群 ……53
　ICF（国際生活機能分類）……54
　記録式ICT ……63
　クラウド ……64
　アレキシサイミア ……90
　認知行動療法 ……91
　ブリーフセラピー ……91
　ポリファーマシー ……99
　ヘルスリテラシー ……99
　エンパワーメント ……109
　GP制度 ……120
　ホームドクター（ホームクリニック）……120

かかりつけ医必携!
地域包括ケア時代における
行動変容と継続支援

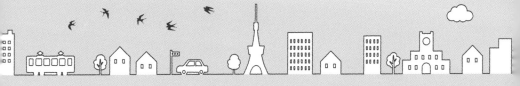

地域資源を用いた身体活動の維持・向上

小谷 和彦

> **エピソード**
>
> 肥満を伴う高中性脂肪血症で受診したAさん

　70歳，男性。会社の役員として働いてきて，昨年，退職した。喫煙歴はなく，飲酒はたしなむ程度である。既往疾患はなく，元気で暮らしてきた。この数年，職場の健診では肥満（body mass index 28～30 kg/m²），高中性脂肪血症（空腹時血清中性脂肪値250～300 mg/dL）を指摘されてきたが，仕事を優先して，特に対策をしてこなかった。

　市役所に常備されている血圧計で，血圧をたまたま測定したら，いつになく高値に思え，診察室を訪ねてきた。自覚症状はない。身体診察では腹部肥満を認め，血液検査（空腹時）を実施したところ中性脂肪は高値で，血糖や血圧も軽度高値のレベルであった。

　肥満を基盤としたメタボリックシンドロームが考えられ，減量のためにまずは生活習慣の改善をすることになった。Aさんは，身体活動（運動）不足は強く自覚していた。しかし，早晩，身体活動を上げたいという気持ちは明確であったが，必ずしも積極的に運動する方ではなく，身体活動の向上を目標として決定するには多少の躊躇がみられた。そこで，「身体活動」という「行動」に焦点を当てて，行動科学（8頁の用語参照）によるア

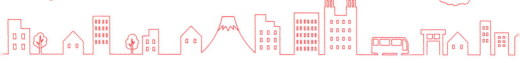

Case 1　地域資源を用いた身体活動の維持・向上

プローチを実施した。

　すでに行動目標を立て得る時期にあると考えたが，念を入れて，Aさんに，身体活動を増やす利益と不利益を問うた。利益としては，「健康になる気がする」，「時間を持て余すことがなくなる」，「自然に触れ合える」とのことで，不利益としては，「今まで運動していなかったので身体が疲れるかもしれない」とのことであった。「こう考えてみると利益の方が多い」と，自分自身で付言された。さらに，「身体が疲れない程度の身体活動度から，はじめてみたい」との言及もあった。具体的な行動目標を問うたところ，「家の周囲を30分/日くらい散歩することはどうでしょうか」と言われた。「10分で1,000歩くらい歩くとすれば30分で3,000歩ですね。これを1週間，毎日すれば，メタボリックシンドローム予防対策に必要な運動消費エネルギーの最低ラインくらいだと思います。歩数計も持つといいですよ」と答えた。いくつかの目標が挙げられたが，実行可能性が高いのはこの散歩による方法であった。また，この目標については，「今晩からできる」との返答であった。2週間後に再度面談することとした。

解説

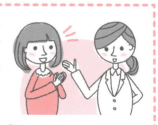

　筆者は，変容する行動を決めたら，変化のステージモデル（図1）に準じた方法でアプローチをすることがしばしばある。限られた時間でやりとりするように以下のような簡易法を用いている。

- その行動を変えた際の利益と不利益を挙げる。

　不利益があれば，それを減らすための対策についても話し合う。

- 行動目標をいくつか挙げる。

　具体的に表現できる行動にする。

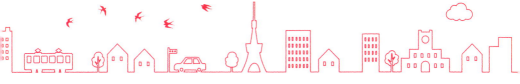

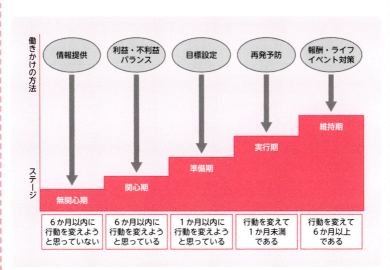

図1 変化のステージモデル

自分で挙げて，自分で選ぶように促す。
● 行動目標を決定する。
70〜80％程度の実現可能性のある目標に絞る。
利益が期待できるかどうかをお互いに確認する。
いつから目標行動をするのかを問う（「今日からですか」，「1週間後ですか」，「1か月後からですか」と聴いてみる―今日明日からでもできることは実現する）。
できない時にはどうするのかについても話し合っておく。
● 実施後は，2〜4週間後に確認する。
実行度は2〜4週間後に確認（2〜4週間ルール）し，実行度や効果をみながら必要に合わせて小修正を行う。

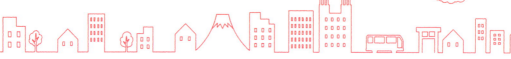

Case 1 地域資源を用いた身体活動の維持・向上

行動変容の継続

　散歩は実行され，2週間後には3,000歩/日程度の歩数の増加が確認できた。雨天のような散歩のできない日には，室内でベンチステップ運動をしたり，晴天の日に雨天時分の歩数を増やしたりして，日課の歩数を稼ぐことができていた。Aさんは「無理なくできている」とうれしそうであった。

　以後，毎月，経過を観察したが，半年を越えてこの散歩は維持され，さらに散歩の時間は増えている様子であった。健康に対する効果もみられ，「身体が軽くなった（体重は−5kg）」と言い，中性脂肪値は軽度高値（120〜200mg/dL）となり，血糖と血圧は基準範囲内となった。「何より，気持ちが晴れやかに感じる」との発言もあった。さらに，「炭水化物摂取過多に気をつけるようになった」とか「早めに寝るようになった」といった生活習慣改善の連鎖もみられた。

　行動を維持する時期に入ってきたので，診察時に，今後，長く継続するための話し合いをもった。Aさん曰く「一緒に歩く仲間があるとなおうれしい」とのことであった。診察していて，ふと，ごく最近，役所の企画で地域住民を対象にした運動教室があり，教室の講師の一人として参加したことを思い出した。その教室では住民で運動仲間を作り，教室後にも自主活動をすることを目的にしていた。そこで役所に連絡をとってみたところ，ちょうど運動自主グループの編成中とのことであった。地域資源の活用として役所の運動教室を紹介したところ，運動仲間を得ての散歩がはじまるに至った。

　しばらくして，同役所から別の依頼があった。地域住民の身体活動を維持・向上するためにウオーキングしやすい公園を地域に設置する話があるという。医療人として「そうした公園の設置数と身体活動との正相関は一部の研究で報告されている」と支持したところ[1]，行政や住民組織と協議する会が開催された。その会に，Aさんも加わってもらうことにした。あ

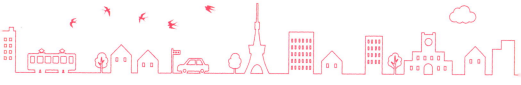

る日の診察室でAさんと面談した。「おそらく自分と同じように身体活動に関する行動変容の必要な人は、この地域にはまだまだいるでしょう」とAさんは発言した。「仲間を募り、散歩に誘ってみては？　そして、この地域の生活習慣に関するデータを行政がもっているので、今度、その結果も一緒に見ながら、公園に限らずこの地域に必要なことを検討していきましょう」と返した。Aさんは「さらに身体活動を上げられそうです」と診察室を後にした。

解説

かかりつけ医療人には地域志向アプローチがしばしば求められる。受診者についても地域の一住民として、地域のニーズを反映しているとする見方が求められる（図2）。また、地域における保健・医療・福

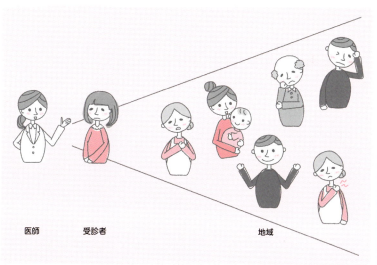

図2　地域志向の視点

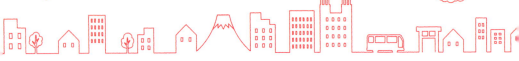

Case 1　地域資源を用いた身体活動の維持・向上

祉・介護の連携に参画したり，あるいは住民組織と連携したりして，これらの地域資源と協働していく。この協働は，地域包括ケアの醸成の一要件であるが，介護の面ばかりではなく，健康づくりにも役立つ。地域住民や環境に対して働きかけるポピュレーションストラテジーをはじめとする健康政策の一部は，地域資源との協働で実現する[2)~5)]。

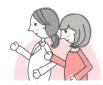

✓ポイント

かかりつけ医療人として，行動変容後の継続や定着の方法の一つとして地域資源の活用を考慮する。

行動科学

　行動科学は，行動の法則性を解明する学問体系である。いくつかの健康行動理論（例：健康信念モデル，自己効力感，オペラント条件づけ，変化のステージモデル）が知られている。変化のステージモデルは，特定健診・保健指導の中でも採用されている。ある行動について，すぐに行動を変えようと思っているかどうかによって，半年くらいで変えようと思っていれば"関心期"，1か月以内に変えようと思っていれば"準備期"，行動を変えて半年も経てば"維持期"にあるなどと呼ぶ（図1）。このモデルでは行動のステージに即した働きかけの方法があることを教えてくれる。その人のステージを推定すると行動変容をより的確に進められる。

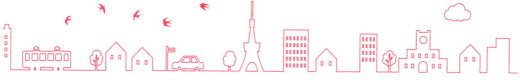

文献　1) Sallis JF, Cerin E, Conway TL, et al：Physical activity in relation to urban environments in 14 cities worldwide；a cross-sectional study. Lancet, 387：2207-2217, 2016.
2) 小谷和彦：ヘルシー・シティ，ヘルシー・コミュニティ；栄養・食生活．JIM, 20：360-363, 2010.
3) Mozaffarian D, Afshin A, Benowitz NL, et al：Population approaches to improve diet, physical activity, and smoking habits；a scientific statement from the American Heart Association. Circulation, 126：1514-1563, 2012.
4) 小谷和彦：地域ケアの一展開；ポピュレーションアプローチ．群馬パース大学紀要，20：7-12, 2015.
5) 小谷和彦：地域志向アプローチ．総合診療専門の手引き，2016, pp.63-67.

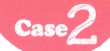

行動科学を活用した禁煙支援

中村　正和

禁煙の気持ちがなかなか高まらないAさん

　50歳，男性。金属加工の町工場の経営者。軽度肥満。5年前から糖尿病と高血圧のため，血糖降下薬と降圧薬を服用している。当初は薬剤を飲み忘れることが多かったが，最近では定期的受診と服薬状況の改善がみられ，血圧と血糖のコントロール状況（血圧130/80mmHg前後，HbA1c 6.5％前後）は比較的良好である。合併症もみられていない。

　経営者としてストレスが多く，たばこと酒がストレス解消の手段のため，改善する考えはみられなかった。しかし最近，親しい経営者仲間が狭心症で検査入院をきっかけに禁煙したため，禁煙への関心が少し高まった。17歳から喫煙を開始し，現在1日40本吸う。最初の子どもが生まれるときに自力で禁煙したが，イライラ感が強く，仕事にも集中できず，2日間しか続かなかった。妻と子2人からは禁煙するように言われている。

　お酒はほぼ毎日晩酌していて，ビール中ビン2本を飲む。食事は，お酒のおつまみになるものが多く，味のしっかりした，塩分の多いものを好む。週末は月1〜2回程度ゴルフに行くが，そのほかは，家で過ごすことが多い。ゴルフ以外に運動はしていない。

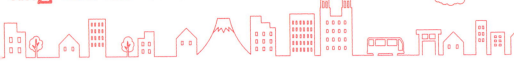

Case 2 行動科学を活用した禁煙支援

行動変容

　糖尿病と高血圧のコントロール状況は比較的良好であり，これからの重症化予防のため，禁煙などの生活習慣の改善が必要であること，生活習慣の中でも喫煙の健康影響が特に大きいことを説明し，関心が少し高まっている禁煙についてAさんと話し合うことになった。まずAさんに「たばこについては，どのように考えておられますか？」とたずねたところ，「会社経営のストレスが多く，生活習慣まで改善する心の余裕がない」，「禁煙については，過去に挑戦したが，ストレスが強くなり，かえって体に悪いと思った」，「高血圧と糖尿病の治療を受けているので，生活習慣を改善しなくても健康状態はかなり保たれる」といった発言があり，Aさんが禁煙に積極的になれない背景が明らかになった。「確かにそのようなお考えであれば，禁煙に積極的になれないのも無理はないですね」と，Aさんに共感の思いを伝えた。

　次に，Aさんに喫煙のメリットとデメリットをたずね，両価性（1つの物事に対して，相反する感情を同時にもつこと）を評価した。Aさんにとっての喫煙のメリットは，「たばこと酒はストレスの解消に有用」，「喫煙していると空腹感を満たしてくれるので，体重をコントロールしやすい気がする」，一方，デメリットは「家族への受動喫煙の影響が心配」のほか，「友人のように自分も長年のたばこの影響で病気になるのではないか」であった。さらに，Aさんが気にしている喫煙の健康影響やストレスを取り上げて話し合う中で，かかりつけ医（主治医）として科学的根拠に基づいて情報提供を行った。具体的には，糖尿病と高血圧のコントロール状況は良好であっても，喫煙を続けると脳卒中や心筋梗塞などの病気にかかりやすくなること，喫煙は血糖を上げたり，膵臓から出るインスリンの効きを悪くして，糖尿病治療の妨げにもなっていることを説明した。喫煙とストレスについては，たばこを吸うとストレスが解消されたように感じるの

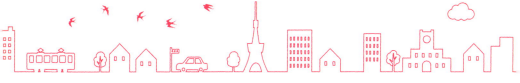

は，ニコチンが切れて生じたイライラ感が喫煙によって緩和されていることによるだけで，本当の意味でのストレス解消になっていないことも伝えた。受動喫煙の健康影響については，肺がん，心筋梗塞，脳卒中などで年間推定1万5千人が受動喫煙で命を落としており，その影響は深刻であることを情報提供した。

　このような働きかけの結果，Aさんは自分自身や家族の健康を心配しているにもかかわらず，ストレスを理由に喫煙を長年続けてきた自分に矛盾を感じる気持ちが高まり，「そろそろ禁煙をまじめに考えないといけないかもしれませんね」といった禁煙にむけた発言がみられるようになった。

　Aさんは1日40本のヘビースモーカーであり，過去の禁煙でニコチン離脱症状が強く出たことから，これからの禁煙にむけて自信が高まるように，「今後禁煙するお気持ちが高まったら，いつでも相談してください。当院では禁煙外来をしており，禁煙の薬を使って比較的楽に，より確実に禁煙できる方法を提供することができます。しかも健康保険が使えるので，1日40本のたばこ代に比べて1/4〜1/6程度の費用で済みます。Aさんのようなヘビースモーカーの人には特にお勧めです」と伝え，次回以降の受診の機会にフォローアップを行うこととした。

　その後，3〜4か月経過したが，年末になって仕事やプライベートの付き合いで宴会が多くなり，約3kgの体重増加がみられ，それに伴って血圧と血糖の上昇（血圧140/85mmHg前後，HbA1c 6.8％前後）がみられた。Aさんはその後も禁煙に関心をもち続けていたが，体重増加がみられて，「この状態で禁煙するとさらに体重が増加して，かえって健康に悪いのでは？」と考えるようになり，禁煙の気持ちが低下し始めた。そこで，禁煙すると体重は増えやすいが，禁煙補助薬と禁煙早期に運動をすれば体重増加を防ぐことができること，もし禁煙してたとえ体重が増えても，運動や食事を見直せば，増えた体重を減らすことが可能であることを伝えたところ，Aさんはある程度納得した様子で，まず増えた体重を減らしてみると

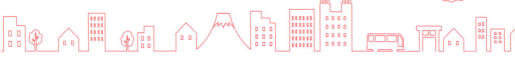

Case 2 行動科学を活用した禁煙支援

の発言があった。

解説

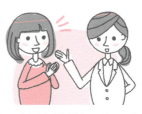

　行動変容に対する準備性が低い場合は，本人が禁煙などの生活習慣の改善に対して，どのように考えているのか，喫煙者の思いや考えを"開いた質問"（open-ended question）を使ってたずねることが重要である。その上で，医療者としての考えや気づいた点，有用な情報をできるだけ中立的に伝えるとともに，伝えたことについての本人の気持ちや考えをたずねる。このような言葉のキャッチボールが相互理解や信頼関係の構築につながり，行動変容支援の土台をつくることになる[1]。開いた質問は，本人の「心の風呂敷」を広げ，生活習慣改善に積極的になれない理由についての受容・共感と情報共有につながる。

　禁煙への動機が低い喫煙者に対するアプローチ方法として，動機づけ面接法（motivational interviewing；23頁の用語参照）が推奨されている[2]。動機づけ面接法では，クライエントである喫煙者が喫煙に関して抱いている感情，信念，考え，価値観を探ることに焦点を置き，喫煙者の心の中に喫煙に関する相反する感情（喫煙を続けることのメリットとデメリット）が併存していることに気づかせ，チェンジ・トーク（変わろうとする決意を自分自身の言葉で表現したもの）を引き出しながら，その矛盾を解決する方向に支援することをねらいとしている。動機づけ面接における対話の基本は，「引き出す―与える―引き出す」（elicit-provide-elicit）であり，開いた質問がよく用いられる[1]。動機づけ面接では，喫煙者から話を聞くことが中心となるので，医療者よりも喫煙者が話す時間が長くなるのが特徴である。

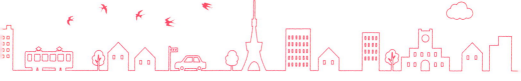

表1 禁煙の動機を高めるアプローチ—5つのR

5R	内容
Relevance	患者の特性(病状や健康への関心事,家族構成,社会的立場,性や年齢など)を考慮して,それぞれの患者に合った禁煙の必要性についての情報を伝える。
Risks	患者が喫煙による健康影響についてどのように考えているのか聞き出すとともに,患者の特性を踏まえて,最も関係のありそうな健康影響についての情報を提供する。
Rewards	患者が禁煙の効果についてどのように考えているのか聞き出すとともに,患者に最も関係のありそうな禁煙の効果についての情報を提供する。
Roadblocks	患者の禁煙を妨げる障壁について聞き出し,それを解決するための方法(問題解決カウンセリング,禁煙補助薬)について助言する。
Repetition	上記の動機を高める働きかけは受診の機会を利用して繰り返して行う。

(Fiore MC, et al:Treating tobacco use and dependence:2008 update. Clinical Practice Guideline. 2008をもとに作成)

2008年の米国の「たばこ使用と依存の治療ガイドライン」[3]において,やめようとしない喫煙者に対する動機づけ面接法による禁煙支援のポイントを「5つのR」としてまとめている。その内容は,Relevance(関連性),Risks(リスク),Rewards(報酬),Roadblocks(バリア),Repetition(反復)であり(表1),将来の禁煙者を増やす効果があることが報告されている。ここでも言葉のやりとりは,「引き出す─与える─引き出す」であることを確認していただきたい。

1回の個別的な働きかけで行動変容を期待することは難しい。「5つのR」のRepetitionとして示されているように,受診の機会を使って継続して働きかけるのがよい。その際,医師だけでなく,他のスタッフも声かけをする方がより大きな効果につながると思われる。

「5つのR」の中で,Roadblocks対策は,禁煙に対する自信を高め,禁煙の実行・継続にもつながる。Aさんの具体的なRoadblocksには,禁煙後の体重増加やストレスへの心配がある。禁煙すると約8割に平均2 kgの体重増加がみられ,5 kg以上の増加が約1割にみられる。し

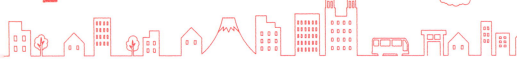

かし，体重が増加しても禁煙による健康改善効果の方がはるかに大きい。最近の研究によると，体重増加によってリスクが上昇しやすい循環器疾患に限っても，禁煙して体重が増加しても心筋梗塞や脳卒中のリスクが半減することが明らかになっており，糖尿病の患者においても同様の傾向がみられている[4]。

禁煙後の体重は喫煙本数が多いほど増加しやすい[3]。体重をできるだけ増やしたくない喫煙者には，禁煙補助薬の使用と禁煙後比較的早期から運動を勧めるのがよい。禁煙補助薬（内服薬のバレニクリンやニコチンパッチなどのニコチン製剤）を使用するメリットとしては，ニコチン離脱症状の抑制によって，禁煙後の体重増加を遅らせる効果が期待できるほか，禁煙直後から運動に取り組む余裕が生まれる。運動については，中等度の身体活動強度の運動のほか，生活活動（速歩，自転車に乗る，風呂掃除，床磨きなど）が推奨される[3]。食事については，禁煙直後からの過度な食事制限は喫煙欲求を高める可能性があるので，禁煙が安定するのを待って，高エネルギーの食品を減らして代わりに野菜や果物を増やし，飲酒量を減らすのがよいとされている。

喫煙者にとって喫煙がストレス解消に思えることも喫煙者が禁煙に積極的になれない主な理由の一つである。喫煙者が感じる喫煙によるストレス軽減効果は，あくまでニコチン切れ（血中濃度の低下）に伴う離脱症状の緩和にすぎないことがわかっている。

禁煙に対する準備性が低い場合でも，楽に禁煙できる情報には関心を示す人が少なくない。みかけ上は無関心を装っていても，心の底ではできればやめたいと思っている喫煙者が少なからずいる。そこで，効果的な禁煙方法である禁煙外来や禁煙補助薬の利用を勧める。禁煙補助薬を使った禁煙治療を受けると，自力に比べて3～4倍禁煙しやすくなることがわかっている[6]。健康保険が使える場合，1日20本の

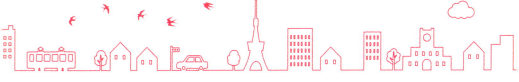

> 喫煙者であれば，たばこ代に比べて1/3〜1/2の安い費用で医療機関での禁煙治療を受けることができる。ただし，禁煙の準備性が低い喫煙者にいきなり禁煙方法について説明すると，抵抗を生じやすい。そのため，喫煙者に禁煙の意志がないことを認めた上で「禁煙の気持ちが高まった際に役立つので覚えておくといいですよ」と前置きをして情報提供すると，抵抗感なく耳を傾けてくれることが多い。

行動変容の継続

　年が明けて，Aさんは禁煙した友人と会う機会があった。友人から禁煙して顔色や体調がよくなり，家族からも喜ばれているという話を聞かされ，さわやかで晴れ晴れした友人の姿を目の当たりにして，以前から心の中にあった矛盾（かかりつけ医からも禁煙を勧められ，自らも自分自身や家族の健康を心配しているにもかかわらず，いまだに禁煙を決心できないという自己矛盾）が急に大きくなり，禁煙を決意した。しかし，禁煙の自信は低いため，受診の際にかかりつけ医に相談があった。Aさんは，禁煙の重要性は十分高まっていた（10段階評価で8程度）。しかし，最初の子供が生まれるときに禁煙したが2日間しか続かなかったことが「負の体験」となっており，禁煙の自信は低く（10段階評価で3程度），禁煙実行の妨げとなっていた。そこで，自信を高めるアプローチとして，問題解決カウンセリングとかかりつけ医としてのソーシャル・サポートの提供を行った。

　まず問題解決カウンセリングとして，Aさんの禁煙にあたっての心配事を聞き出したところ，以前禁煙して体調が悪くなり，禁煙を続けられなかったが，今回も同じようなことが起こるのではないかと心配していた。体調が悪くなったのはニコチン離脱症状で，ヘビースモーカーであるために症状が強く出たこと，禁煙補助薬を使えばニコチン離脱症状をかなり和

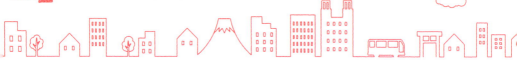

Case 2 行動科学を活用した禁煙支援

らげることができるので，前回の自力禁煙に比べて，かなり楽にしかも確実に禁煙できると説明した．次に，かかりつけ医としてのソーシャル・サポートとして，よくぞ禁煙を決意したこと，その決意に対して賞賛したいとこと，ぜひこの機会に禁煙できるよう，できるだけの支援を行いたいと伝えた．

Aさんの禁煙に対する自信が高まったこと（10段階評価で7程度）を確認し，禁煙外来の受診の予約と禁煙開始目標日を設定した．その後，Aさんは禁煙外来を受診し，禁煙補助薬（バレニクリン）を使って禁煙を始めた．服用開始して8日後から順調に禁煙ができ，プロトコールどおり，12週間計5回にわたり治療を受けた．

禁煙と同時に2日に1回程度約30分の早朝ウォーキングを始めた．体重は禁煙治療が終了する12週後の時点で1.5kg程度の増加にとどまり，血圧や血糖の悪化もみられず，以後は禁煙が続いた．

禁煙治療が終了する時点で，喫煙欲求の程度をたずねたところ，たまに吸いたい程度であり，禁煙が概ね安定していることを確認した．今後，禁煙を継続する上での心配事がないかどうかを聞いたところ，宴席で喫煙を再開するのではないかと少し不安になっていた．そこで，12週間きちんと服薬して，禁煙導入が順調であったことに加え，現在の喫煙欲求が強くないことから，薬を服用しなくても今後も禁煙が続く可能性が高いことを説明した．さらに，禁煙継続にむけて，再発防止訓練として，宴席を想定して，喫煙を再開しないための具体的な対処法を一緒に考えた．対処法としては，刺激統制法や逆条件づけの中から，喫煙者の横に座らない（可能なら禁煙の店を選ぶ），吸いたくなったら席をたつ，ニコチンガムを購入して吸いたいときに噛むなどを紹介し，使えそうなものがないかを話し合った．Aさんの禁煙が続くよう，受診の機会を用いてフォローアップを行ったが，その後も禁煙が継続し，周囲でたばこを吸われても喫煙欲求はみられず，むしろ煙たく不快に思うようになった．最近では工場内を禁煙

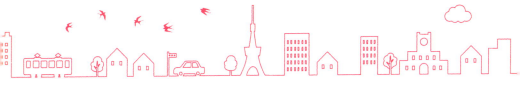

にして，喫煙している従業員には禁煙を積極的に勧めている。

解説

行動変容への準備性が高まった喫煙者に対しては，禁煙の実行・継続に焦点を当てた支援（action-oriented support）を行うことがポイントであるが，その支援方法として，目標設定（禁煙開始日の設定），問題解決カウンセリング，治療者としてのソーシャル・サポートがある。

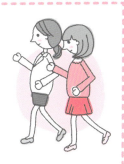

1) 目標設定

まず第1のポイントは，禁煙したいという喫煙者の気持ちを行動に移すための「橋渡し」をすることである。そのための効果的な方法は，禁煙開始日を具体的に話し合って決めることである（目標設定）。目標設定することにより，実行にむけての動機がさらに高まるだけでなく，目標が明確になり，取り組みのきっかけとなる。禁煙開始日は2週間以内が理想的である。あまり仕事などが忙しくなく，ストレスが少ない時期を選ぶ方が禁煙しやすいと考えられる。禁煙外来の受診者の場合，禁煙の動機が特に高まっているので禁煙開始日を初回受診日の翌日に設定することが多い。禁煙開始日が決まったら，禁煙宣言書にサインを取り交わすとよい（行動契約）。宣言書を取り交わすことによって，禁煙の動機がさらに高まったり，禁煙にむけて指導者とクライアントの間に協力し合う関係が生まれる効果が期待できる。

2) 問題解決カウンセリング

第2のポイントは，禁煙にあたって喫煙者が不安に思ったり，心配していることを聞き出し，その解決策を一緒に考えることである（問題解決カウンセリング）。例えば糖尿病の患者や太ることを気にして

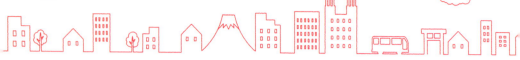

いる女性では、「禁煙すると体重が増えるのではないか」と心配することがよくある。これに対して、「禁煙後の体重増加は約80%の人で平均2kg程度の増加がみられますが[7]、体重の増加は一時的で、たとえ体重が増えても禁煙の効果の方がはるかに大きいことがわかっています。もしできるだけ体重を増やしたくなければ、禁煙と同時に運動を増やすようにすればいいと思います。また、禁煙補助薬であるニコチン製剤には体重の増加を遅らせる効果が期待できますので、このお薬をできるだけ長く使って、その間に運動や食事を見直されるのもいいと思いますよ」とアドバイスをする。

問題解決カウンセリングは禁煙に伴う喫煙者の不安を軽減し禁煙に対する自信を高めるのに有用である。しかし、カウンセリングに一定の時間を要するので、医師1人で行うよりも看護師などのスタッフの協力を得て実施するとよい。2008年の米国の「たばこ使用と依存の治療ガイドライン」[3]によると、複数の指導者が関わると禁煙率が高まることが示されている。

3) 治療者としてのソーシャル・サポート

第3のポイントは、治療の一環として指導者としての手段的な支援だけでなく情緒的な支援を行うことである（治療者としてのソーシャル・サポート）。具体的には喫煙者のことを気にかけていることを態度や言葉で表現しながら、喫煙者を励ましたり、禁煙できたことをほめることである。また、喫煙者が禁煙の経過について本音を話せるような雰囲気や関係を構築しておくことも大切である。

問題解決カウンセリングと治療者としてのソーシャル・サポートは、有効性が確認されているカウンセリング技法であり、2008年の米国の「たばこ使用と依存の治療ガイドライン」においても推奨されている。これらの技法は短時間の簡易な禁煙治療だけでなく、時間をかけて行う集中的な禁煙治療においても有用である。このほか、電話

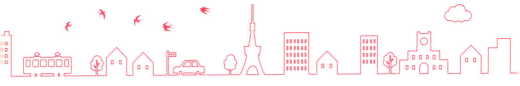

による支援も有効であることが同ガイドラインのメタアナリシスで明らかにされている[3]。本稿で紹介した問題解決カウンセリングの手法については、日本禁煙推進医師歯科医師連盟が2010年から実施しているeラーニングを受講すると学ぶことができる（24頁の用語参照）。

　禁煙にひとまず成功した喫煙者に対しては、禁煙できたことをほめるとともに、喫煙再開の対策について話し合ったり、禁煙の効果を確認したりして、今後も禁煙が続くよう支援する。いったん禁煙しても、特に3か月以内に喫煙を再開しやすい。喫煙の再開は、社会的圧力（例えば、宴席でたばこを勧められる）、気分の落ち込み、仕事上のストレスや対人関係のトラブルなど、ちょっとしたきっかけで起こる。禁煙の継続のためには、受診の機会や電話などを活用してフォローアップを充実させ、喫煙再開を防ぐ対処方法（例えば喫煙再開の危険の高い状況への気づきとその対処法、喫煙再開時の対処法など）が身につくよう手助けすることが重要である。禁煙後の喫煙欲求が持続したり、抑うつが強くでる場合は喫煙を再開しやすいため[5]、綿密なフォローアップが必要である。禁煙後の過度の肥満も喫煙再開のきっかけとなるので、禁煙して1～2か月経過して体重増加がみられたら、その対策について話し合うのがよい。

　本稿で紹介した方法論を含め、禁煙の準備性が高まった喫煙者への禁煙支援に用いられる行動療法の主な方法論を表2にまとめて示す。本事例では、これらのうち、初回面接において目標設定と行動契約を適用するとともに、禁煙実行にむけて自信が高まるように問題解決カウンセリングと治療者としてのソーシャル・サポートを適用した。禁煙治療が終了する時点では、禁煙継続にむけて、問題解決カウンセリングと再発防止訓練を適用するとともに、再喫煙の対処法として、刺激統制法、逆条件づけを紹介した。このような方法を用いることが、禁煙とその継続を容易にする。

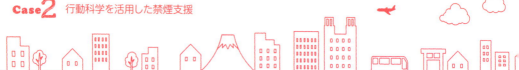

表2 禁煙支援に役立つ行動療法の主な方法論

技法	具体例
目標設定	禁煙開始日を決める
行動契約	禁煙宣言書を取り交わす
セルフモニタリング	禁煙に先立ち喫煙行動を手帳などに記録して自己観察する 禁煙の達成状況を手帳などに記録して，達成状況をモニタリングする
刺激統制法	喫煙のきっかけとなる環境や状況を避け，喫煙の頻度や欲求をコントロールする
逆条件づけ	タバコが吸いたくなったら，タバコに代わる別の健康的な行動をして，喫煙の欲求をコントロールする
オペラント強化法	禁煙できたら，まわりからほめる 自分で自分をほめたり，自分にほうびを与える
問題解決カウンセリング	禁煙にあたっての問題点を聞き出し，解決策や対処法を一緒に考える
社会技術訓練 　自己主張訓練 　再発防止訓練	 タバコを勧められた時に上手な断り方を身につけておく 喫煙を再開しやすい状況をあらかじめ予測し，その対処法を練習しておく
認知再構成法	禁煙の妨げになっている思い込みを把握し，その修正を行う
ソーシャル・サポート 　周囲の者 　治療者	 家族や友人・同僚などの協力が得られるようサポート体制をつくる 治療の一環として指導者としての励ましや賞賛などの情緒的な支援を行う

（中村正和：禁煙支援；ライフスタイル療法Ⅰ 第4版（足達淑子・編），東京，医歯薬出版，2014, p.61）

✓ ポイント

　日常診療の中で，日本人の死亡に関わるリスク要因の中で予防可能でかつ最大の原因である喫煙について，行動科学に基づいた効果的な方法（動機づけ面接，問題解決カウンセリングなど）を用いて，患者の禁煙行動を継続して支援する。

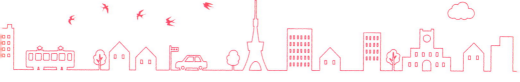

 ## 動機づけ面接法

　臨床心理士であるウィリアム・R・ミラーとステファン・ロルニックが中心となって開発したカウンセリング方法。クライエントが最良の解決策を見出すことができるというスタンスで，クライエントの主体性を尊重しながら，クライエントの中にある矛盾を拡大することにより内発的動機を強化しながら，矛盾を解消する方向に支援する。禁煙のほか，適正飲酒・禁酒をはじめ，さまざまな保健医療分野での行動変容支援に活用されている。

　動機づけ面接法の4つの一般原理は，①共感を表現する，②矛盾（現在の状況と望んでいる状況との違い）を拡大する，③抵抗に巻き込まれ転がりながら進む，④自己効力感を援助する，である。共感しながら，矛盾を拡大することで，行動変容にむけての内的動機が高まる。矛盾を拡大するために情報提供や新しい見方の提案をするが，抵抗感情を生じさせないよう，決して押しつけない。このような支援を通じて，クライエントを問題解決のプロセスに積極的に巻き込み，チェンジ・トークを引き出しながら，行動変容の鍵となる自己効力感（自信）が高まるよう援助する。

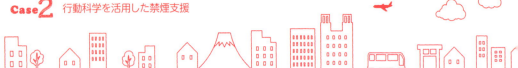

Case2 行動科学を活用した禁煙支援

指導者のための禁煙支援・治療のeラーニング

日本禁煙推進医師歯科医師連盟が2010年から実施している指導者トレーニング.「禁煙治療版」,「禁煙治療導入版」,「禁煙支援版」の3つのプログラムがある[8].いずれのプログラムもその使い勝手や有効性が確認されている[9].2010～2015年までの通算6年間に約3,500人が受講している.2014年には,これまでの取り組みが評価され,厚生労働省健康局長団体部門優良賞を受賞した.通年で学習できるコンテンツとして,講義とアセスメントテストからなるWeb簡易学習もある.

文献
1) 中村正和, 他・監訳:健康のための行動変容(ステファン・ロルニック, 他・著), 東京, 法研, 2001.
2) 松島義博, 他・訳:動機づけ面接法—基礎・実践編(ウイリアム・R. ミラー, 他・著), 東京, 星和書店, 2007.
3) The Clinical Practice Guideline Treating Tobacco Use and Dependence 2008 Update Panel, Liaisons, and Staff. Am J Prev Med., 35(2):158-176, 2008
4) Clair C, Rigotti NA, Porneala B, et al:Association of smoking cessation and weight change with cardiovascular disease among adults with and without diabetes. JAMA, 309(10):1014-1021, 2013.
5) Farley AC, Hajek P, Lycett D, et al:Interventions for preventing weight gain after smoking cessation. Cochrane Database of Syst. Rev., 2012 Jan 18;(1):CD006219.
6) Kasza KA, Hyland AJ, Borland R, et al:Effectiveness of stop-smoking medications:findings from the International Tobacco Control (ITC) Four Country Survey. Addiction, 108(1):193-202, 2013.
7) 中村正和:特集「禁煙支援と歯周病予防」 Question 禁煙とメタボの関係は? 肥満と糖尿病, 9(5):682-684, 2010.
8) 増居志津子, 阪本康子, 中村正和:禁煙支援・治療に関するeラーニングを活用した指導者トレーニングの普及(J-STOP事業). 月刊地域医学, 29(11):906-910, 2015.
9) 日本禁煙推進医師歯科医師連盟:J-STOPホームページ(http://www.j-stop.jp, J-STOPで検索).

Case 3
コーチングを用いた糖尿病ケア

松本　一成

①血糖コントロールがなかなか改善しないAさん

　61歳，女性。HbA1cは8〜9％が持続している。かかりつけ医は，派遣の管理栄養士に栄養指導を依頼した。管理栄養士と患者の対話が以下である。

栄養士：こんにちは，Aさん。先生から栄養指導の依頼を受けています。はじめにAさんの食生活をよく知るためにこのシートの記載をお願いしたいのです。これは3日間の食事を記載するものですが見たことはありますか？

患　者：いいえ，見たことはないです。しかし，そういうのは前にも何度かやったことがあります。私には全然役に立ちませんでした（抵抗）。

栄養士：そうですか……。わかりました。では，このことはさておいて，あなたが相談したいと思うことを話してみてください。どんなことでも構いませんよ。

患　者：どんなことでも……ですか？　実はちょっと言いにくいのですが……。処方された薬をほとんど飲んでいません。

Case 3 コーチングを用いた糖尿病ケア

行動変容

　Aさんは糖尿病治療薬をほとんど服用していなかったために血糖値が改善しなかった。管理栄養士は，Aさんとの対話からそのことを「引き出す」ことができた。キーフレーズは，「どんなことでも構いませんよ」であった。これによって服薬アドヒアランスの問題が明らかになった。Aさんとかかりつけ医に相談する機会を設けてもらい，Aさんは服薬のメリットとデメリットについて十分な説明を受けて，服薬に同意した。その後，服薬アドヒアランスの向上により血糖コントロールは改善してきた。また，栄養指導にも後日再受診した。

解説

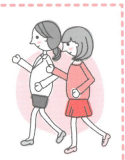

　ここで栄養士が用いた方法はコーチングである。コーチングは，「教えること（ティーチング）」ではなくて，「引き出すこと」を目的とする。もし，栄養指導の場面で，栄養士が食事療法を教えることに固執したとすれば，Aさんが服薬していないという事実にたどり着くことはできなかったであろう。コーチングでは対話のアジェンダ（主題）をコーチ（医療者）が決めるのではなく，クライアント（患者）が決めることを推奨している。クライアント（患者）中心主義なのである。

　コーチングの定義：対話を重ねることを通して，クライアント（相手）が目標達成に必要な技術や知識，考え方を備え，自ら行動することを支援するプロセスである[1]。

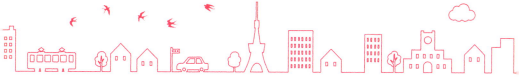

 ②血糖コントロールの悪化に驚いたBさん

　65歳，男性。経口血糖降下薬を服用し，比較的安定したコントロールが続いていた。徐々に気が緩んで，運動療法もあまりやらなくなった。今回は自分の予想以上にHbA1cが高値になっていた。診察室での対話は以下である。

医師：Bさん，今日の結果を知ってどのように思われますか？
患者：いやー，とってもショックです。こんなに悪くなっているなんて……，何とかしなければならないと思います。
医師：何とかしなければ……。
患者：今日から毎日，夕食後に30分間ウォーキングをします。
医師：Bさんは今日の結果が悪かったのでショックを受けたのですね。そして，血糖コントロールを良くするために，今日から毎日夕食後に30分間のウォーキングを始める決心をされたのですね。
患者：はい。

行動変容

　糖尿病のコントロールが悪化したBさんは，毎日夕食後に30分間のウォーキングを行う決心をした。そして実際にウォーキングを開始して，2か月を過ぎた頃からHbA1c値は改善してきた。ウォーキング（行動変容）をはじめると決心したならば，いつ・どこで・誰と・どれくらいの時間など，できるだけ具体的な目標を設定することが，行動継続への第一歩となる。

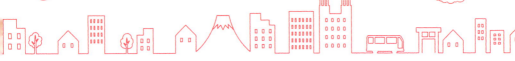

Case 3 コーチングを用いた糖尿病ケア

解説

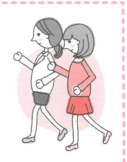

ここで用いたコーチングスキルは,オートクラインとサマリー返しである[2]。話し手であるクライアント(患者)は,自分の発言を自分自身で聞いている。話してみることで,自分の発言を聞くことができて,その結果自分の本当の考えがはっきりとわかる。つまり,発言することそのものが重要なのである。これをオートクラインという。また,聴き手であるコーチ(医師)は,クライアント(患者)の話を集中して聴いて,そのサマリーを返すことができる。結局,クライアント(患者)は自らの発言によるオートクライン「夕食後に30分のウォーキングを始めます」と,コーチ(医師)からのサマリー返し「夕食後に30分のウォーキングを始めるのですね」で,都合2回自分の考えを聴くことになる(図1)。これが,患者の行動変容への決心を強めるのである。

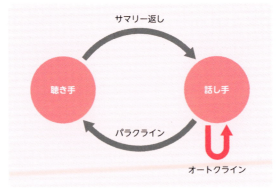

図1 オートクラインとサマリー返し

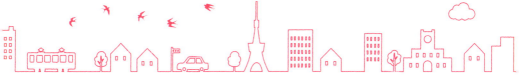

> エピソード

> ③間食が多いために血糖コントロールがうまくいかないCさん

　　診察室での対話は以下である。
医師：ここのところHbA1cが高いですよね。これについてはCさんはどのように思っているのですか？
患者：私が悪いんです。何も考えずに食べてしまいます。本当に意志が弱くて……。
医師：そうですか。何も考えずについ食べてしまうのですね。では，今特に気をつけているところはどんなところですか？
患者：野菜から食べることはできています。それから，処方された薬はきちんと飲んでいます。
医師：そうですか。食べる順番と薬の服用はちゃんとできているのですね。
患者：はい。
医師：では，どういうことができるようになればコントロールが改善すると思われますか？
患者：たぶん，間食がいけないんです。食べ出したら止まらなくなる時があります。甘いものや果物には目がないものですから。
医師：そうですか。間食ですね。いつ，どんなものを食べることが多いですか？
患者：家にも，職場にもお菓子がいつもあるんです。昼休みと夕食後はいつも食べています。
医師：現状のままだと改善は難しそうですね。どうしたらいいと思いますか？
患者：もう，間食はやめます。
医師：間食をやめるのですね。

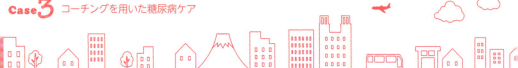

患者：はい。
医師：……。現実には，間食を完全にやめることに成功する人はほとんどいません。そこで，量を減らす，回数を減らす，あるいは間食をする曜日を決める，などがよくある方法です。
患者：そうですね……。では，1回量を減らすことにします。
医師：どの程度に？
患者：半分にします。
医師：わかりました。間食の1回あたりの量を半分にするのですね。では，それが実行できた日には，この血糖記録ノートの日付の部分に○をつけてきてください。

行動変容の継続

　「間食をやめます」というクライアント（患者）の発言に対して，コーチ（医師）は懸念事項を明らかにした。そして，実行可能な目標レベルを設定した。加えて，それを実行し評価できるように血糖記録ノートへの記載を促した。Cさんは，次の受診までの間におよそ60％の割合で間食を減らすことができた。コーチ（医師）はできなかった40％ではなく，実行できた60％の方を承認した。そして，この間食を半量にする試みはさらに継続することになった。望ましい行動を継続できるように，コーチは「事実承認」を意識するとよい。

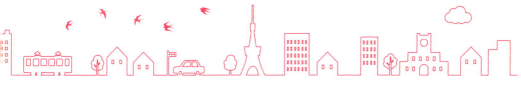

解説

ここでは，コーチはクライアントとの対話に4ステップ・モデルを利用している（図2）。4ステップ・モデルは，①現状の明確化，②ギャップの明確化，③具体的な行動目標の決定，④その行動について考えうる障害と，その対策を立てる，の4つの要素から成る[3]。Cさんの例では，①毎日の間食のためにコントロールが悪い，②理想とする良好なコントロールから遠ざかっている，③間食をやめる，④完全にやめるよりも，半分にする方が実行できる可能性が高い，の4つで4ステップである。クライアントとの対話の流れのことをコーチングフローという。コーチはコーチングフローを意識しながらクライアントの話を聴く。コーチングフローはナビゲーターの役割を果たしてくれる。現在，クライアントとの対話はどこまで来たのか？これからどこへ向かえばよいか？ ただ話を聴くのではなく，行動変容とその継続のために話を聴いていることを忘れてはならない。

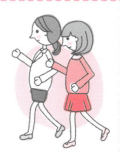

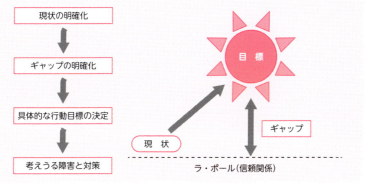

図2　4ステップ・モデル

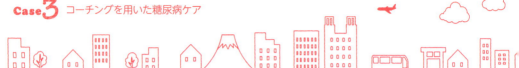

Case3 コーチングを用いた糖尿病ケア

✓ ポイント

　コーチングは，指示命令の形で「コーチ（医療者）の答え」をクライアント（患者）に押しつけることではない．クライアントの話を傾聴しながら，「クライアント自身が内在している答え」を引き出して行動変容へとつなげる．そして，行動目標は患者が自分のできるレパートリーから選び出すことが望ましい．糖尿病患者一人ひとりとの対話はたいへん重要である．コーチングのような患者のやる気を引き出す対話法を学習したい．

文献　1) 鈴木義幸・監，コーチエイ・著：コーチングとは；この1冊でわかるコーチングの基本，日本実業出版社，2009，p.12.
　　　2) 松本一成：コーチングの基本となる4つのスキル；コーチングを利用した糖尿病栄養看護外来，中山書店，2015，pp.25-45.
　　　3) 松本一成：面接中に方向を見失わないための「コーチング・フロー(流れ)」；コーチングを利用した糖尿病栄養看護外来，中山書店，2015，pp.46-48.

Case 4
認知症患者を見守る多職種連携システム

土屋　淳郎

独居生活となった認知症のAさん

　82歳，女性。高血圧症と腰痛症で通院中。昔は電話交換手をしていたというAさんは穏やかな口調と笑顔が印象的であった。人見知りの性格で友達は少なく，夫を早くに亡くしてからは独居生活が長かったが，長女が戻ってきてからは2人で暮らしていた。先代の父が診療をしていた時から当院をかかりつけ医として定期的に通院しており，具合が悪い時には電話で往診を依頼されることもあった。数年前から変形性腰椎症による腰痛が出現し，寝込むことがあったため介護保険を申請し，支援1と認定されていたが，特に介護サービスは利用せずに過ごしていた。

　熱中症のニュースが流れ始めた頃，当院受診時にセーターを着ていた。「暑くない？」と聞くと本人は「いつもの服ですよ」と穏やかな笑顔で返答。認知症を疑い，院内スタッフに確認したところ受診時に診察券を忘れることが多くなり，会計の時には硬貨があっても紙幣で支払っているとのことであった。そこで同居する長女に連絡して家庭内の状況を確認したが，物忘れもなく買い物も調理も1人でしているので問題ないとのことであった。認知検査や画像検査の実施を勧めたが，長女に「今は必要ない」と断られ，まずは経過観察することになった。

　それからしばらくはAさん1人で定期的に通院していたが，徐々に通院間隔が開くようになってきた。心配していたところ，本人から「調子が悪

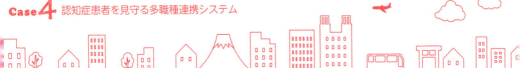

Case 4 認知症患者を見守る多職種連携システム

いので来てほしい」と往診依頼の電話があり，自宅に行くと長女は不在で本人が1人で不安げにしていた。顔を見るなり「先生，ちょうどよいところに来てくれた」と少し安心した様子を見せたが，往診の依頼を自分でしたことを忘れているようだった。「どこが調子悪いの？」と聞くと「雨戸の調子が悪い」と返答。もともと耳が遠く話の食い違うこともあったので，再度「体調悪くて困っていることはある？」と聞くと「私は大丈夫だけど雨戸が外れて困っている」とのこと。とりあえず雨戸を直してからよくよく話を聞いてみると「何かあれば先生のところに電話すればよいだろうと思った」とのこと。しかし「何かあったの？」と質問しても顔をしかめるのみであった。そこで「娘さんはどこかに行ったの？」と聞くと「長女はどこかに行ったみたい」と返事があった。その時は近所に買い物にでも行っているのかと思っていたが，後からケアマネジャーに聞いた話では，長女は以前から精神疾患があり人と関わるのが難しく，今までにも1週間ぐらい家を出て行ってしまうことがあったが，今回は突然どこかに行ってしまったまま1か月以上帰ってこないとのことだった。家の中を見てみると食材も調理をした形跡もなく，買ってきたパンやおにぎりを食べている様子で，ゴミの日がわからないのか大きなゴミ袋が3つ置いてあった。排泄は問題なさそうだが入浴はしていない様子で，もともときれい好きだが部屋の清掃も行き届いていない様子だった。テーブルの上には薬が置いてあったが飲み忘れも多く，3か月分以上も手つかずのままになっている薬もあった。

認知症診療のワンポイント…早期発見について

　一般的に認知症の早期発見を外来診療のみで行うのは困難な場合が多い。初期のアルツハイマー型認知症では診察室での態度や礼節はおおむね保たれており，普段どおりの対応では見落としてしまう。筆者は，雑談の中でも認知症を念頭においた質問をして，取り繕いや振り返り兆候などを

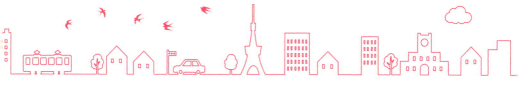

確認しているが，診察室以外の様子を院内スタッフと共有しておくことも重要である。保険証や診察券を忘れる，予約時間を何度も聞き返す，会計の際に硬貨があっても紙幣で支払う，などの行動がある時には教えてもらい早期発見に役立てている。スタッフにとってもそれらの情報が実際の診断や治療に役立つことで認知症への関心や情報共有へのモチベーションを高め，認知症患者への接遇改善にも効果がある。

また早期発見には，外来の情報に加えて家族や知人からの情報が必要になる場合が多い。Aさんの場合は，友人が少ないことや家族からの情報提供が得られなかったことで早期診断のタイミングを逃してしまったが，長女の病状を把握していれば別のアプローチができたかもしれず，日ごろからケアマネジャーとの情報共有が必要であると強く感じた。認知症カフェや認知症の勉強会へ参加することで地域において認知症に関わる人たちとのつながりを作り，認知症についての相談が気軽にできる環境があれば，早期発見にも役立つ。

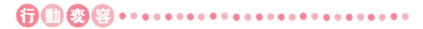

行動変容

経過からアルツハイマー型認知症を疑った。最初に認知症を疑った時点で発症していたと思われるが，その時点では十分な情報を得られなかった。通常ではHDS-RやMMSEなどの認知検査や鑑別などの目的で画像診断を行い，内服薬について処方を検討するところだが，この症例では最初に生活環境の整備を優先する必要があると考えた。

まずはケアマネジャーに連絡した。そして新たなキーパーソンになる孫（長女の姪）と，これから利用を開始する小規模多機能型居宅介護（41頁の用語参照）の施設長と患家でミーティングを行った。Aさんは人見知りの性格だが，かかりつけ医が自分の家で一緒に話をしている人たちなら大丈夫と感じたのか，初対面の人に対しても緊張した面持ちは見られなかっ

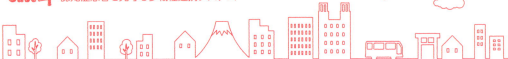

た。そして，これからのことについてAさんと孫に話をした。見守り環境が整備されることで独居の不安が解消されることを理解したのか，Aさんは喜んでいたが，孫は不安そうな表情だった。また「今後もし何かあった時は，まずこちら（小規模多機能型居宅介護）の方に電話するように」と説明した際には，かかりつけ医に電話してはいけないと勘違いしたせいかAさんは寂しげな表情を浮かべたが，定期的に訪問診療を行うことを説明し，「何か病気になった時にはすぐ診に来るからね」と話すと安堵の表情に変わった。

また，独居認知症の見守りには情報共有が欠かせないと考え，小規模多機能型居宅介護の施設長，ケアマネジャー，施設看護師と共に多職種連携システム（42頁の用語参照）による情報共有を開始することにした。利用開始にあたり，まずは運営法人理事長と施設長に説明してシステム導入の了承を得た。その上で実際に利用するスタッフに使い方の説明会を行った。初めはICT（information and communications technology）に不慣れで利用に不安を感じていたが，試用したところ簡単に使えるため安心したとのことだった。さらに利用したシステムは患者や家族が参加することも可能であるため，遠方に住む孫にもこのシステムについて説明し利用を勧めたが，「あまり積極的には関わりたくない」と利用は拒まれた。

解説

Aさんの本経過に生じた行動変容に関して，患者/家族の視点と医療/介護職の視点から捉えてみたい。まずは患者/家族の視点である。認知症であるAさんは自分自身のすべてを正確に理解することは難しい。しかし認知症の初期には，何かがおかしい自分に不安や苛立ちを感じ

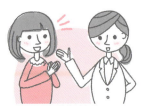

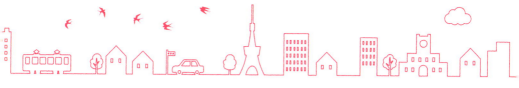

ることが多く，Aさんも日々の生活で何かしらの不安を抱えていたことは想像に難くない．その中でAさんは「何かあれば先生のところに電話すればよいだろう」と考えて行動（action）を起こした．人見知りで控えめなAさんが，見守り体制の整備による新たな人間関係の構築を素直に受け入れられたのは，自らが行動を起こしたという心理が背景に働いたと想像している．そして，この行動の発生にはかかりつけ医とAさんとの良好な関係性が少なからず奏功したと考えている．

　一方でAさんの長女は，母が認知症であることを受容できなかったのかもしれない．また孫も仕方なくやっている状況で，今後の不安感もあり，情報共有することに対しても無関心である．情報共有に関しては今後，多職種で連携を行う中で関心をもつきっかけができればよいだろう．なお当院では訪問診療を開始する際に作成する同意書に患者や家族のメールアドレスを記入する欄を設けている．空欄のまま提出される場合が多いが，ここにメールアドレスを記入する患者や家族は情報共有に関心がある場合が多く，多職種連携システムの利用を積極的に勧めている．

　次いで医療/介護職の視点である．超高齢社会において，「地域包括ケアシステム」の構築が求められており，増加が見込まれる認知症高齢者が可能な限り住み慣れた地域で自分らしく暮らしていくためにも重要なことである．本事例では，最初にケアマネジャーがAさんの行動に応えてAさんを支える体制の整備に動いた．このように，さまざまな職種が情報共有を行いながら進めていく地域包括ケアシステムの構築には「多職種連携システム」を用いるとよいとされ，各地でその取り組みが行われている[1]．

　情報共有においては新たな時代を迎えている．情報共有のツールとして従来から用いられている電話やFAXは抵抗なく受け入れられているものの，ICTを用いた情報共有には抵抗がある事業所やスタッフ

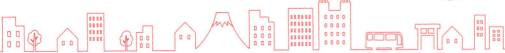

がまだまだ多い。個人情報保護やセキュリティが問題になる場合もあれば、PCアレルギーやITリテラシーが問題になる場合もある。また情報共有のコストや責任の所在など新たなツールゆえの問題も多い。とはいえ一度でも多職種連携ツールを用いたことのある人たちは「これがなかった時には戻れない」と口をそろえており、有用なツールであることに異論はないだろう。実際認知症患者に対して多職種連携システムを使用することで、「見えにくかった問題点がわかる」、「薬剤コントロールや生活指導がしやすくなった」、「施設スタッフにとっての疑問や不安を速やかに解決できた」と好評だったとされている[2]。

Aさんの場合、十分な見守りがあれば住み慣れた自宅で過ごすことができると考えられた。また今までの生活やAさんの性格を考慮すると環境変化や人間関係が複雑にならない方が良いと思われた。その点、自宅から5分足らずの場所に小規模多機能型居宅介護があったことは幸運だった。さらに多職種連携システムの導入に理解があり、円滑に情報共有が開始できたことも今後の療養生活にプラスになると考えられた。

行動変容の継続

見守り環境が整い、デイサービスの利用にも慣れた頃、介護保険の区分変更を申請した。それに合わせて認知検査を施行し、HDS-R 12/30、MMSE 19/30であった。また孫に付き添ってもらい頭部MRIを実施し、VSRAD 2.83の中等度海馬萎縮と、軽度の動脈硬化性変化と散在する虚血性変化がみられた。アルツハイマー型認知症として矛盾しない所見だが血管性認知症との混合型の可能性も考えられた。検査結果を孫に説明し、内服開始についての提案を行った。検査結果や内服開始に関して施設介護者

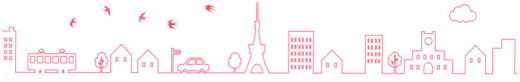

とも情報共有を行い，内服管理をどのように行うかを検討した後に，ドネペジル塩酸塩 (3 mg) 1錠/分1朝食後と，シロスタゾール (50 mg) 2錠/分2朝夕食後を開始した．合わせてこれら薬剤の副作用についての注意喚起を行った．

内服開始後も特に変化なく，2週間後にドネペジル塩酸塩 (5 mg) 1錠/分1朝食後に増量した．その2日後に施設介護者から多職種連携システムに書きこみがあった．「少し食欲が落ちているようです」．

増量直後の一時的な副作用と考え，「まずは経過観察をお願いします．症状が強いようなら薬剤の減量や中止，もしくは制吐薬の併用を検討しますので連絡ください」と返信した．

翌日に再び書き込みがあった．「今朝ごみ出しに訪問．血液のようなもの？がついたタオルが捨ててありました」．

施設介護者に電話をして状況の詳細を確認した．すぐに患家に往診し血液であることの確認，心窩部の圧痛もあり胃潰瘍による吐血を疑い，近くの病院に連絡し緊急入院になった．内視鏡検査にて胃潰瘍と診断されたがそれほど重症ではなく，絶食と点滴にて改善し，経口摂取再開も問題なく約2週間で自宅療養となった．

退院後は先の内服は中止して経過観察としている．状態は安定しており穏やかな生活に戻った．孫は週1回決まった曜日に顔を見せ，一緒に買い物に行ったり近くの公園でお花見をしたりしているようだ．水曜日の訪問診療の時には，施設介護者に「大好きな先生がやっと来たわよ〜」と言われて恥ずかしそうにしながら血圧を測り，最後は玄関まで見送りにきて手を振ってくれる．

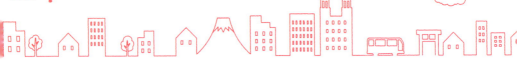

Case 4 認知症患者を見守る多職種連携システム

解説

　Aさんのその後の経過において胃潰瘍が発生するエピソードはあったが，迅速な情報共有により緊急入院への早期対応が可能であった。これには副作用のリスクを前もって伝えておき，些細な変化でも気がつくことがあれば多職種連携システムを用いて気兼ねなく書きこむように話していたことが奏功した。

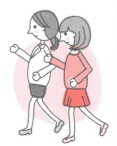

一般的に「医療と介護の壁」があると言われる中，介護職の多くは情報提供を行うことに少なからずハードルがある。医療者はそのハードルをできるだけ下げる配慮が必要である。筆者は簡単な質問をしたり，書きこんだ内容にコメントしたりすることを心がけ，役に立った書きこみには感謝をするようにしている。そうすることでお互いの信頼関係が高まり情報共有の継続性が維持されやすい。またお互いの負担にならないようにすることも継続維持には必要で，書きこみの強要はしない，使い慣れた従来の情報伝達ツール（電話やFAXなど）を利用してもよい，などの配慮も必要だろう。

　Aさんについても，多職種連携に見守られている経験を積み，ご本人の独居生活（＝日常的な行動）の継続へのモチベーションは高まっていったように見受けられた。さらに始めの頃はやらされている感のあった孫も，医師や施設介護者との連携が深まることで徐々に信頼関係が構築でき，その中でAさんの介護における自分の役割を認識するようになった。負担を増やさないように今は多職種連携システムへの参加を再度勧めてはいないが，きっかけがあれば話を持ちかけてもよい雰囲気となっていった。

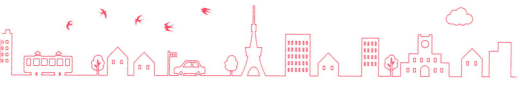

認知症診療のワンポイント…服薬の見守りと情報共有ついて

　認知症患者に内服薬を処方する際，いつ・誰が・どのタイミングで・どのように内服させ，薬の管理をするのかをきっちり決めておくことが必要である。特に独居の場合はこれらが重要であり，それによって処方内容が大きく変わる。さらに何らかの副作用が出た時にも速やかに対応できるような連絡体制を作っておくとよいと思われる。Aさんの例でも，副作用の情報提供と情報共有体制の構築が速やかな対応につながったことは言うまでもない。

　情報共有については薬だけではなく，生活のあらゆることに関して行ってもよいだろう。むかし好きだったもの，いつもの習慣，特有の癖などが情報共有できていると有意義な見守り体制が作りやすい。筆者は会話の中で本人が発した言葉をそのままの形で記載することも多い。一見すると医療に関係ないことでも患者の生活像を見る上では必要なことと考える。

✓ ポイント

　認知症患者の生活を支援するには，かかりつけ医として早期発見を心がけ，療養支援の継続を実現するために多職種による連携体制を構築する。そのキーの一つとして情報共有は欠かせない。

小規模多機能型居宅介護

　小規模多機能型居宅介護は，利用者が住み慣れた地域でできるだけ自立した日常生活を送ることができるよう，デイサービス（通所介護）を中心に，ショートステイや訪問介護を組み合わせて行う

「地域密着型サービス」の一つ。

一施設でこれらのサービスが利用できるメリットとして，スタッフや利用者が変わらないため人見知りしがちな方でも安心して利用できることや，月の利用料が定額で契約事業者も1つなのでキーパーソンの手間が煩雑にならないことなどがある。残念ながらまだまだ施設数が少なく，設置されていない地域も多いため，利用機会が限られる。

多職種連携システム

地域包括ケアシステムの構築には，地域資源のネットワークと情報共有が必要になる。医療情報（カルテや検査結果など）の情報共有には地域医療連携システムを用いるが，病病連携や病診連携といった医療機関同士で行う連携ネットワークに介護事業者や地域で活動する多職種が参加するのにはハードルが高く，使い勝手も悪い。コストが高くなることも地域の自主性で地域ごとに構築する地域包括ケアシステムにおいてはデメリットである。一方，多職種連携システムは使い勝手がよく，コストも抑えられているものが多く一部のシステムは無料での利用も可能である。セキュリティもガイドラインに準拠しており安心して用いることができる。

今までは十分な情報共有ができていなかったとしても，ハードルを下げて情報共有ができることで適切な情報共有が行われるようになると，行動変容が起こり，より患者に寄り添う医療が可能になるであろう。

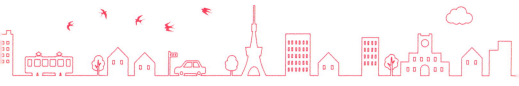

参考文献　1) 医療情報検討委員会：地域包括ケアシステム，医療ならびに医業のIT化について（答申）．東京都医師会，2015，pp.47-66.
　　　　　2) 土屋淳郎：施設間連携システムとしての医療介護専用SNSの利用状況と今後の展望．月刊新医療，41(9)：59-63, 2014.

Case 5

たずね続ける
虚弱高齢化の支援

武田以知郎

介護申請やリハビリを拒むAさん

　91歳，男性。糖尿病，高血圧症や腰痛・変形性膝関節症などで，足腰の悪い奥様と2人で定期的に診療所に通院していた。腰や膝については別の整形外科病院に関節注射などのために通っているが，外出はこうした受診の時ぐらいとなっていた。現役時代は叙勲を授かるぐらいの重い役職で長年活躍し，引退後も天皇陛下に拝謁（天皇皇后両陛下にお会いすること）のため，毎年のように上京していた。最近は腰や膝の痛みのため，閉じこもり気味になり，皇居に行くのは無理だと諦めていた。このままでは廃用症候群から要介護状態になってしまう可能性があり，何度か介護保険の申請を勧めたが「ああいうのは嫌いだ」として取り合ってもらえなかった。腰痛や変形性膝関節症などから下肢筋力が低下し，社会的にも精神的にも閉じこもりに陥ってしまう，いわゆる虚弱高齢の状態と考えられた。最近では，高齢症候群（フレイル症候群；図1および53頁の用語参照）[1]という呼称もある。膝の関節注射には通い，鎮痛薬や貼付剤で治療しているつもりでも，このままでは廃用症候群に陥るのは容易に想像された。

　診療所受診のたびに「いっこうに良くならない，足腰が弱ってつらいので何とかしてほしい」という発言もあった。これに対して，注射や痛み止めを続けても治るわけではなく，リハビリや筋トレに取り組むように大腿四頭筋訓練の重要性を説明したが，取り組む気配は感じられなかった。同

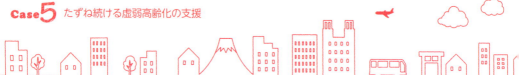

Case 5 たずね続ける虚弱高齢化の支援

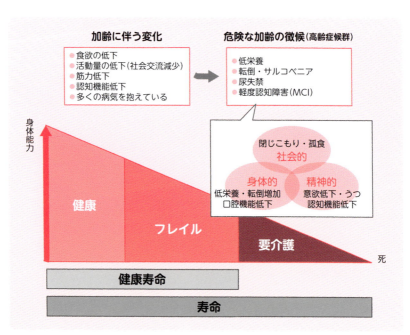

図1　フレイル症候群の概念図

時に，フレイル進行予防のためのプログラムを含めて介護保険制度を利用するのが適当と考え，申請を促したがやはりなかなかその気になってもらえなかった。

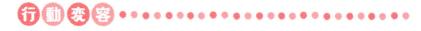

　ある時「皇居から拝謁の招待状が届いた。行きたいけれど行けない」と相談を受けた。「東京まで新幹線と皇居内は歩かないといけません。今のままでは陛下にもお会いできないかもしれませんね」とお話し，現実と将来について話し合いの時間をもった。ここで再度，介護保険に予防サービ

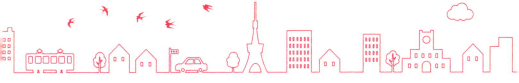

スがあり，リハビリや筋トレのプログラムで足腰の衰えを防ぐことができる旨を説明した。そして歩きづらいところは車いすを利用する方法を提案してみた。今まで関心を示さなかったAさんは，この時から介護保険サービスについて関心を示し，介護保険申請にこぎ着けることができた。

　介護保険の申請を済ませることができ，要支援2と認定された。通所リハビリやデイケアなどがプログラムとして提案されたが，こうした通所サービスには，年寄りの行くところで気が進まないということも言われた。そこで試しに見学に行ってもらったところ，「知り合いもいたし，親切でよかった」と大変感激され，早速デイケアへの通所サービスが導入された。

解説

　虚弱高齢者が将来について考えを巡らすのは簡単ではない。しかし，本事例では，現実と将来について考えるアプローチで会話をしたのが，行動を変容させる契機となった。重要なことは，その将来についての「具体的」な話ができるかどうかにある。 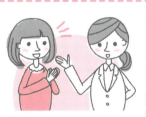 本事例にとっては，拝謁のための上京が今後もできる，できないという具体像が重要かつイメージが容易であったというわけである。

　現実と将来についての意識にアプローチし，人の行動を変容に導く要因には以下のような押さえどころがある[2]。

1) やる気になる，前向き気分になる（参加型，楽しい雰囲気）
2) 必要性の知識，認識がある
3) できた人がそばにいる（代理体験）
4) うまいやり方を知っている（行動方略）

5) 能力はあると勇気づけられる，Yes, you can （力づけ）
6) ここまでがんばれたとできた部分の確認ができる（制御体験）
7) できると励まされる（言語的説得）
8) サポートがある（ソーシャルサポート）

　本事例の場合，介護保険の申請には関心のない状況が続いていたが，上京できないという現実を機に，それまで他人事だった介護保険について，自分事として受け止めてもらうことができた（必要性の知識，認識）。この後には，リハビリや筋トレを続ければ筋力を維持でき，また車いすをうまく使えば東京にも行くことができること（行動方略）を示し，さらにできたことを確認し（制御体験），力づけや言語的説得を行った。また，通所サービスなども一度体験して自分のことを親身に考えてくれるスタッフを知る（ソーシャルサポート）ことができ，デイケアに行ってみたら知人がいた（代理体験）ことも，Aさんの行動変容を促進した。

行動変容の継続

　もともとまじめな性格のAさんである。その後リハビリや筋トレを頑張るようになり，痛いとかつらいなどの訴えも減った。「よかったですね，これなら陛下に拝謁することもできますよ」と，頑張っておられることを称賛した。

　その後，杖を突いて歩行できる状態を維持でき，東京にも車いすを利用しながら行くことができた。その際に，陛下から車椅子での上京に対し労いのお言葉を頂いたそうで，これがさらに励みとなりリハビリを続けることができている。

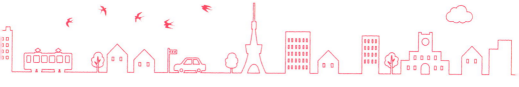

解説

　行動の継続には，称賛は必要である。そして，目標や楽しみ（褒美）があれば維持継続につながる。本事例では，年に1回の上京が目標となった。また，スタッフや知人，かかりつけ医から日々の努力を褒めてもらえることが喜びとなり，継続できている。診療のたびに，上京とリハビリの話題について，繰り返してたずねることにしている。行動継続のために将来と行動の重要性について絶えず「たずねること」が有効なのである。

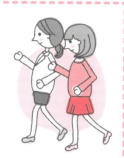

　以下のたずね上手6つのパターン[3]を参考にするとイメージしやすい。たずね上手の6つのパターンを以下に示す。

1) ゴールの設定

　「死ぬまで口から食べたいですか？」
　「曾孫さんと遊ぶことができるといいですね。」
　介護保険はお世話になる保険というわけではなく，自立した生活を手助けする制度である。制度を申請・利用するにあたっては，あるべき姿や目標を確認して積極的，能動的に活用してもらえるように促す。

2) 将来予測

　「自分で歩け，口から食べることは今後も大丈夫だと思いますか？」
　「10年後の自分の身体と生活を予測してみてください。」
　何もしなかった場合どうなるか，このままでは入院か施設に入らないといけない可能性は？　リハビリでどのようになりたいかなどを自ら考えてもらう。

3) 周囲の評価

　「自分の親があなたの状態ならどう言ってあげますか？」

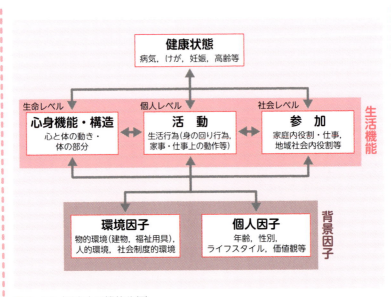

図2 ICF（国際生活機能分類）

「あなたがもし寝たきりになってしまったらご家族はどう思われますか？」

（客観的な見方・立場を変えて）配偶者，家族はどういうふうに思っているか？

自分事として受け止められない場合，客観的に考え直すために配偶者や家族に置き換えて考えてもらう。頭の片隅に意識されている課題を明確化するためにも有用である。

4）プラスの確認

「元気だと感じる時とはどんな時ですか？」

「生きていてよかったと思える時はどんな時ですか？」

「健康について気をつけていることは何ですか？」

ICF（国際生活機能分類；54頁の用語参照）[4]（図2）では弱み

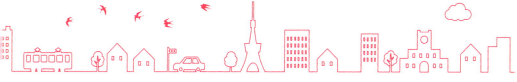

(weakness)を改善するだけでなく，強み(strength)に着目して伸ばしていくことが重要視されている．できていることや得意なことなどに着目し，課題の解決に近づけることも可能であり，プラスの確認は特に大切にしたい．

5) バランス

「元気になりたいと思う自分と，あまりがんばっても仕方がないと思う自分」

「リハビリの必要性と，痛くて動きたくないという思い」

強い自分と弱い自分．できていることとできていないこと，得意なことや苦手なことなど，バランスを考えてもらい，その差やギャップを感じてもらい，どうすればバランスを整えられるかを聞き出していく．

6) 自分らしさ

「どのようにしていけば自分らしいか？」

「何をしている時が自分らしいと感じますか？」

「楽しみや喜びを感じる時はどんな時ですか？」

プラスの確認と似ているが，自分らしさ，その人らしさを患者と共有できるとゴールに向かって動きやすい．自分らしさと言われると構えられるが，楽しみや喜びなどと置き換えると考えやすい．好きな寿司を食べることができるとか，趣味の継続など具体的なものを引き出せると話を広げやすい．

さらに，行動の継続において，たずね上手の6パターンを利用して，日ごろから患者の生活背景や生き方を把握しておくとよい．この際に，ICFにおいて強調されている，個人因子，環境因子における「weakness(弱み)だけではなくstrength(強み)を意識して」たずねると，その人の趣味や生きがいなどが引き出せる．これを診療録に記載しておくと役立つ．

表1 医療倫理の四分割法

医学的適応（恩恵・無害性）
1. 診断と予後
2. 治療目標の確認
3. 医学の効用とリスク
4. 無益性（futility）

患者の意向（自律性尊重）
1. 患者の判断能力
2. インフォームドコンセント
   （コミュニケーションと信頼関係）
3. 治療の拒否
4. 事前の意思表示（リビング・ウィル）
5. 代理決定

QOL（幸福追求）
1. QOLの定義と評価
   （身体，心理，社会的側面から）
2. 誰がどのような基準で決めるか
   ● 偏見の危険
   ● 何が患者にとって最善か
3. QOLに影響を及ぼす因子

周囲の状況（効用と公正）
1. 家族など他者の利益
2. 守秘義務
3. 経済的側面，公共の利益
4. 施設の方針，診療形態，研究教育
5. 法律，慣習
6. 宗教
7. その他

　また，本事例のような虚弱高齢者の場合には，特に医療者の立場で考えるだけでなく，本人や家族の意向や状況などを考慮し，最善のQOLを実現していくことも考慮してほしい。こんな時に役立つのが医療倫理の四分割法[5]（医学的適応・患者の意向・周囲の状況・幸福追求の4つの枠で課題を捉える方法論；表1）である。臨床現場でもすでにカンファレンスなどに利用されている方法だが，かかりつけ医として継続的に接していく上において，偏りのない幅広い視野で診療を捉えるのに役立つと思われる。本事例では転倒骨折のリスクはあるとしても，本人は上京できることを希望しており，周囲も反対はしていない。関わっているそれぞれの立場で合意している。四分割法でみると，本人の意向は上京したい，医学的には骨折リスクの懸念があり，家族は何とか良い方向にしたい，幸福追求はリスクを減らしながら本人の思いをかなえる方法はないか，ということになる。

　プライマリ・ケアの5原則[6]は，近接性・継続性・包括性・協調性・責任性で表されている。これは，かかりつけ医の理念にも通じる。身

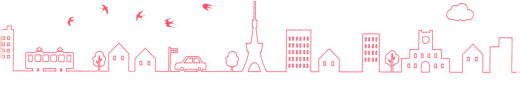

近で長く寄り添い，生活丸ごと多職種と連携し，望ましい行動の継続的支援につなげることである。かかりつけ医は，患者の生きる物語に寄り添い，アクセルとブレーキを操りながらより良い物語に仕上げていく医療のプロフェッショナルでありたい。

✓ ポイント

虚弱高齢者の行動変容には，現実と将来についての思いを具体的にたずねる。そして，その行動の継続には上手にたずね続けることが肝心である。

高齢（フレイル）症候群

高齢者が筋力や活動が低下している状態（虚弱）を「フレイル」と呼ぶ（日本老年医学会）[2]。フレイルの評価として，1. 体重が減少 2. 歩行速度が低下 3. 握力が低下 4. 疲れやすさ 5. 身体の活動レベル低下を挙げ，5つのうち3つが当てはまるとフレイルとみなされる。意欲低下・閉じこもり・下肢筋力低下などがみられる。意欲低下を伴うと，リハビリや薬物などの一方通行的な関わりでは改善を望めない。医療や介護のケアだけなく，ご本人が自ら重要性を認識し，動けるよう行動変容をサポートしていく必要がある。医療や介護保険制度だけでは限界があることもあり，インフォーマルサービスやソーシャル・サポートなど幅広く総合的な介入がむしろ功を奏することがある。

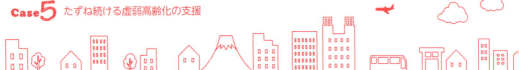

Case 5 たずね続ける虚弱高齢化の支援

ICF（国際生活機能分類）

　1980年にWHOで制定された分類で，ケアマネージメント理論にも反映されている．障害の有無にかかわらず，「健康状態」「心身機能・構造」「活動」「参加」「環境因子」「個人因子」それぞれが相互に影響し合う生活機能を表し，生きることの全体像を捉えることに役立っている．障害や疾病をweaknessだけでなく，strengthの視点でサポートしていく考え方である．

参考文献
1) 荒井 秀典：フレイルの意義．日老医誌，51：497-501, 2014.
2) 松本 千明：健康行動理論の基礎，医歯薬出版，2002，pp.15-28.
3) 石川 雄一：尋ね上手のキーポイント，健康学習，Vol.15-1，日本ヘルスサイエンスセンター，2003．
4) 千野 直一：知っておくべき新しい診療理念（70）ICF（国際障害分類）．日医雑誌，134：2396-2397, 2006.
5) 白浜 雅司：臨床倫理とは何か．緩和医療学，3(1)：3-12, 2001.
6) 日本プライマリ・ケア連合学会：日本プライマリ・ケア連合学会基本研修ハンドブック，南山堂，2012，pp.52-54.

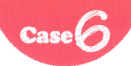

記録式ICTによる食事指導

大沼スミエ, 村田 光延

毎日好きなように食べていたAさん

50歳，男性。単身赴任が長く，いつも自分の好きなように食べていた。料理は得意で，自炊もするがエネルギーや栄養バランスを気にすることはなかった。喫煙はしないが，毎日の焼酎250cc，ビール500mLほどの晩酌を欠かすことができずにいた。空腹時血糖値は154mg/dL，HbA1cは6.2％といよいよ2型糖尿病が進行してきた。また，肥満が進み，BMI（body mass index）は31.1kg/m^{2}であった。

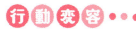

Aさんは生活習慣病の重症化予防のため，食習慣の改善が重要だと考えられ，本格的に管理栄養士による食事指導を月1回の頻度で受けることとなった。

通常の食事指導に加えて，記録式ICT（63頁の用語参照）のスマートフォンアプリ「Welbyマイカルテ」で日々の食事の写真記録と体重を測定して記録することをはじめた。Aさんはスマートフォンに詳しいわけではなく，電話としての利用が中心だったが，このアプリは簡便で，この使用をきっかけにスマートフォンを活用して日々の習慣を記録することをはじめた。

Case 6 記録式ICTによる食事指導

解説

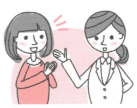

ICTとは「Information and Communication Technology」の略語で，情報処理や通信に関する技術や産業，設備，そしてサービスなどのことである。2016年現在，ICTの技術革新は目覚ましいものがあり，あらゆるサービスが普及している。近年発達が目覚ましいクラウド（64頁の用語参照）の技術を利用した，病院や企業が開発したスマートフォンアプリやインターネットを使ったサービスの利用者は大きく増加している。

クラウドを活用した記録式ICT（図1）は，患者が会話やバイタルデータなどを記録して閲覧できるだけではなく，かかりつけの医療者もデータなどを閲覧することを可能にした。

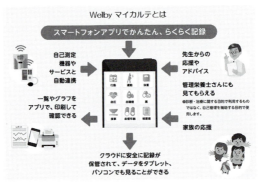

図1 クラウドの活用例

従来の高血圧，糖尿病の紙の手帳に加え，記録式ICTを活用することにより，以下のことが期待できる。

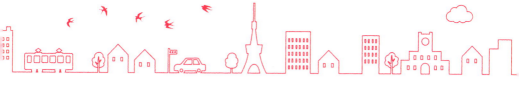

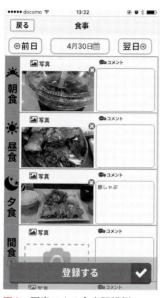
図2 写真による食事記録例

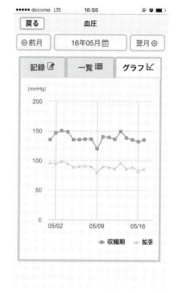
図3 バイタルデータのグラフ表示例

● 食事の写真機能を活用した患者の食生活の把握

　患者はアプリのカメラ機能によって食事の写真記録が簡単にできる（図2）。食事を写真に撮ることで，栄養バランスや食事量と質を一目で把握することができ，患者の生活習慣の指導とヒアリング時間の短縮ができる。

● データのグラフ描写の自動化による患者自身の生活習慣の振り返りと病識向上

　このICTでは患者が自宅で測定したデータをグラフ（図3）や表形式で自動的に表示することができるので，患者自身が自分の記録を振り返ることができる。ある程度継続して記録をした患者は自分の生活習慣と検査値の関連性を把握することができ，病識の向上にもつなが

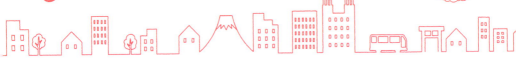

Case 6 記録式ICTによる食事指導

る。

● 記録データを，クラウドの活用によって遠隔で把握

クラウドを活用することにより，患者が記録した日々のデータを患者が許可した医療者は遠隔で把握可能である。患者が自宅で記録したデータを食事指導の前に把握できることにより，食事指導の効率が向上できる。このようなクラウドの活用については，遠隔治療や在宅医療でも活用される。

● 医療者と患者のコミュニケーションによる，治療意欲の向上

近年，SNS（Social Networking Service）は発展して，記録式ICTでは患者が記録したデータに対し，医療者がコメントをすることができる（図4）。それにより，患者との関係性構築や治療への意欲向上を喚起することができる。

● 手帳の紛失や通院時の持参忘れを防止

クラウドの活用により，データはクラウドサーバに保管されているため，従来の疾患手帳のような紛失や持参忘れによる治療の停滞はない。近年はセキュリティ面も強化されており，世界中にバックアップされているため天災による記録の消失やデータの漏えいを防ぐ取り組みが高いレベルで行われている。

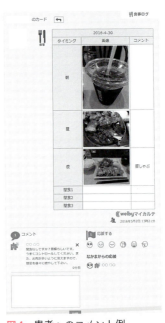

図4　患者へのコメント例

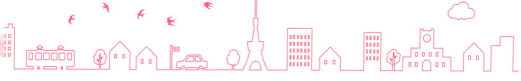

図5 食事指導開始当初の食事

　記録式ICTを活用し，食事指導でAさんの食事を振り返ったところ，栄養バランスの偏りが顕著であった（図5）。自宅で食事をする際も奥さんに依存せず，自分の嗜好中心に献立を考えるAさんと，日々の食生活で変えられるものはないかを話し合った。

　Aさんは日々の食生活の改善にはとても前向きであった。しかし，晩酌はどうしても欠かせないというこだわりが強かった。そこで，Aさんのライフスタイルを尊重して，何から変えていくかの優先順位を検討した。その結果，無理に晩酌をやめず，まずは昼食の脂質を抑えること，夕食はたんぱく質を摂取すること，塩分を控えることを目標とした。また，Aさんは目標の達成をアプリで記録することにも取り組んだ（図6）。

　アプリで記録した食事の写真や体重の変化はリアルタイムでモニタリングできる。食事指導は月に1回の頻度で行い，アプリの記録を見ながら，1か月の食事や習慣を振り返った。

　食事指導が始まった当初は主食の量は気にするものの，昼食は外食が中心で塩分の高いラーメンなどの麺類や丼物などを食べることが多かった。

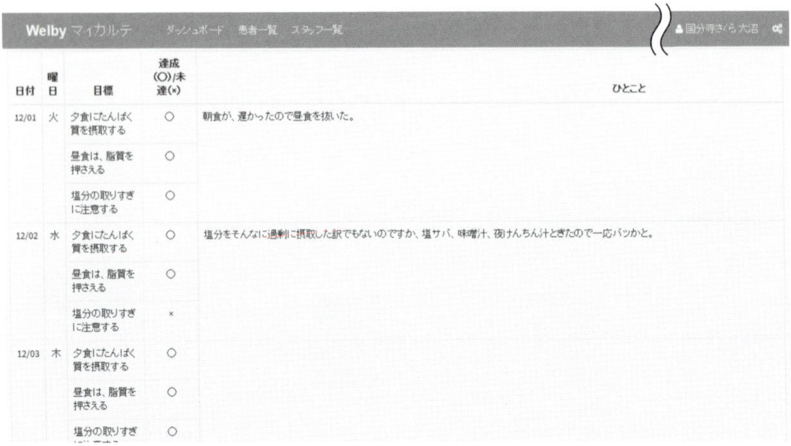

日付	曜日	目標	達成(○)/未達(×)	ひとこと
12/01	火	夕食にたんぱく質を摂取する	○	朝食が、遅かったので昼食を抜いた。
		昼食は、脂質を押さえる	○	
		塩分の取りすぎに注意する	○	
12/02	水	夕食にたんぱく質を摂取する	○	塩分をそんなに過剰に摂取した訳でもないのですが、塩サバ、味噌汁、夜けんちん汁ときたので一応バツかと。
		昼食は、脂質を押さえる	○	
		塩分の取りすぎに注意する	×	
12/03	木	夕食にたんぱく質を摂取する	○	
		昼食は、脂質を押さえる	○	
		塩分の取りすぎ	○	

図6　食事指導開始当初の目標

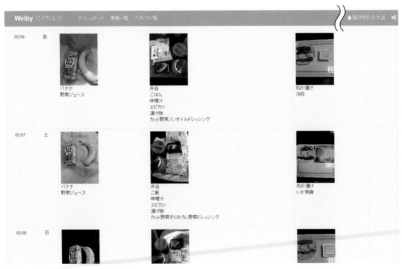

図7　食事指導開始後の食事

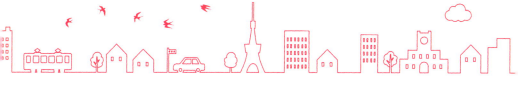

　脂質を抑える目標がなかなか達成できないAさんは，調理の特技を生かし，昼食にお弁当を作ると宣言するに至った。おにぎりとサラダのお弁当を1か月間続けた。
　2か月後，Aさんはこの取り組みのためにスープジャーを購入した。朝，ジャーの中に切った野菜と鶏ささみと熱湯，スープの素などを入れておくと，高い保温力によってお昼までに具材に熱が通り，食べごろのスープになる。たんぱく質，食物繊維が豊富で，満腹感が得られるヘルシーな昼食を毎日作った（図7）。

行動変容の継続

　記録式ICTを活用した食事や体重などのデータの記録は継続して実行され，着実に効果が表れはじめた。実施後の1か月で，91.0 kgより89.0 kgと2.0 kgの減量に成功した。徐々に食事に対する意識が変わっていき，「食事や塩分，脂質などに気を使うようになった！　もちろん，♪わかっちゃいるけどやめられない♪的なこともあるけど気になるようになった」とアプリでコメントを残した。
　以後，記録式ICTを利用して，定期的に経過を観察した。毎日の晩酌だけは許容して，精神的に極度の無理をせずに食事の改善を続けることに注力した。記録式ICTを利用して半年間で明確に体重が減少し（図8），Aさんの意欲も高い状態で継続ができた。
　このICTは，記録した体重を自動的にグラフや表で示せることから，Aさんが体重の減少を実感することは容易であった。また，自身の体重の推移を把握できることにより，「東京株式市場の株価のように自分の体重もなかなか安定しない」とコメントしており，病状の受け入れも徐々に向上してきた。また，「昼食時のたんぱく質の追加としてゆで玉子をプラスしてみた」とコメントもあり，栄養バランスを考慮した献立を進んで考えら

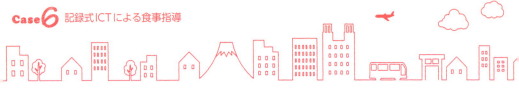

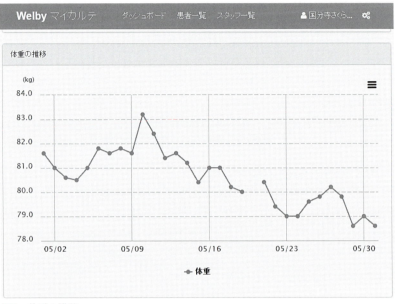

図8 体重の推移

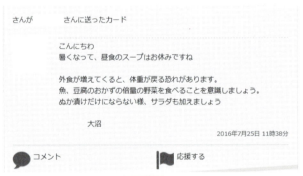

図9 記録式ICTによる患者指導例

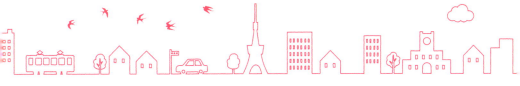

れるようになった。日々の記録に対し，ICTではコメントのやりとりができることも効果的である（図9）。このような遠隔でのコミュニケーションは，Aさんとの信頼感の構築やAさんの治療へのモチベーション喚起につながった。食生活の改善を続けたAさんはこのICTを利用し始めてから半年で12.4kg減量し，血糖値もHbA1cも基準値内になりつつある。

✓ ポイント

　記録式ICTによる食事指導では，患者の生活習慣やデータをより詳細に把握できる。コミュニケーションも可能であり，患者の意欲を高め，行動変容とその後の継続に活用できる。

記録式ICT

　記録式ICTは，端末の流通量やシステム構築の簡便性から，スマートフォンアプリとクラウドが連携したサービスが年々増えており，患者向けに提供されている。今回は株式会社ウェルビーが提供するスマートフォンアプリ「Welbyマイカルテ」を利用した。食事や行動目標，血圧，体重，血糖値など生活習慣病に関わる家庭で記録する情報を，記録，閲覧ができる。クラウドに対応しており，記録したデータは患者が許可した医療者も閲覧可能で，遠隔での励ましやコミュニケーションを可能とする。

　（参考）https://karte.welby.jp/

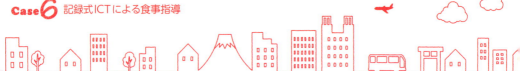

Case6 記録式ICTによる食事指導

クラウド

　クラウドコンピューティングの略称。データを自分のパソコンや携帯電話，スマートフォンではなく，インターネット上に保存する使い方，サービス。さまざまな環境のデジタルツールでデータを閲覧，編集，アップロード可能で，人とデータの共有も可能である。

Case 7
家族を視野に入れた糖尿病ケア

竹中　裕昭

> **エピソード**
> ①家族を視野に入れた個人面接が有効であったAさん

　52歳，男性，自営業。5年前に糖尿病と診断され，1か月に一度，近医に通院していたが，自ら転院されてきた。受診のたびに前医から「HbA1cをもう少し下げるように努力して！」と叱責されてきたが，内心，「そんなことを言われても無理だよ。仕事もあるし……」と思ってきたからだと言う。家に帰ると妻も口うるさく，食事も貧相にされ，元気も出ず，疲労困憊で嫌になっているそうである。

使ってみたい技法1　対処法の質問
　「そんな困難な状態を今までどのように切り抜けてきたのですか。どうしてもっとひどい状態にならなかったのですか」というようにたずね，患者の強さを引き出す質問のことを"**対処法の質問**"という。

使ってみたい技法2　関係性の質問
　「今日来院されることは御家族のどなたかに御相談なさいましたか？」「困った時にはいつも御家族のどなたに御相談なさいますか？」「うれしい

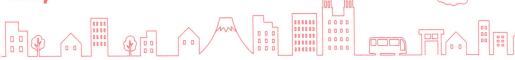

ことは御家族のどなたに御報告なさいますか？」などの質問に対する患者の回答で，ある程度の家族関係を伺うことができ，家族がその場にいなくても，例えば「〇〇さんがここにいればどう言われるでしょう？」「××さんならどうされるでしょう？」というような質問を行うことで，患者を通した一種の擬似家族面接も可能になる。このように家族に思いを馳せ，臨場感をもって家族関係や家族の行動・言動についてたずねる質問のことを**"関係性の質問"**という。

これらの技法をAさんに使ってみた！

医師：それじゃあ嫌になってしまいますよね。（患者の発言へのオウム返し）

患者：そうなんですよ！ 毎日毎日忙しいのに，仕事も健康も両立なんてできませんよ！

医師：そんな大変な毎日なら，糖尿病をもっと悪化させて入院されていてもおかしくなかったかもしれませんね。そんな最悪な状態をどのようにして回避できたのですか？【対処法の質問】

患者：そうですね……天気がよければ，地下鉄ひと駅ぐらいなら経費削減のために歩くようにしていることがよかったのですかね？ でも，食事量が少なくてお腹が減っては歩くこともできずに，糖尿病が悪化してしまいますよ。

医師：糖尿病が悪化したら何か困ることはありますか？

患者：そうですね……目が見えなくなることや透析になるって聞いたことがありますね。そうなっちゃ困るなあ……。

医師：もしそんなふうになったら，どのように困りますか？

患者：やっぱり自営業ですし，私が働けなくなれば家内が困りますよね。

医師：もし奥様がここにいらっしゃったら，どのようなことをおっしゃると思いますか？【関係性の質問】

患者：そりゃあ，もっと食事療法をがんばるように言いますよ！ 大変

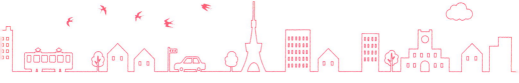

だ！
医師：奥様はどうしてそこまで熱心に取り組まれるのでしょうか？
患者：そりゃあ……私の健康をあいつなりに心配しているのでしょうね……。
医師：奥様のお気持ちを確かめられたことは？
患者：そう言えばないなぁ……口うるさいからすぐに逃げていましたから……。
医師：一度，ご自身の率直な気持ちを奥様にお話しされてみてはどうでしょう？ 奥様がそこまで御心配なさってくださるのなら，奥様が一番のサポーターになる可能性があるのではないですか？
患者：そうかもしれませんね……一度，話してみます。

解説

本事例では，「妻が何かと口うるさく，やる気をなくす原因」という認識が，「妻が健康面を心配し，気にかけてくれるサポーター」という認識に変わっている。このことが行動変容につながり，その後の血糖コントロールの改善につながったケースである。ちょうどコップに水が半分入っている時に「コップに水が半分しか入っていない」と認識するか，「コップに水が半分も入っている」と認識するかの違いに似ている。このように見方を変えると認識が変わることをリフレーミング(reframing)と言う。図1のように同じ写真であっても，フレームを変えると随分印象が変わることに例えてこのように表現する。

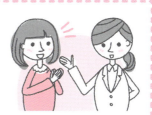

患者の行動変容，継続支援を行う際，家族は重要なサポーターとなりうる。これまで行われた研究において，家族の援助がケアに不可欠であることが明らかになっているのは糖尿病患者についてである。増加の一途をたどる糖尿病患者に対してより少ない時間で向かい合わな

Case 7 家族を視野に入れた糖尿病ケア

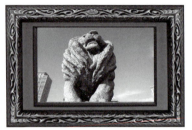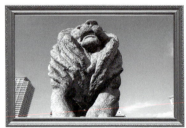

図1 リフレーミング (reframing)
同じ写真でも,フレームを変えることで随分違った印象を受けるものである。このように物事の見方を変えると,そのものに対する認識が変わることをリフレーミングという。

ければならない医師にとって,家族を含む糖尿病ケアなどは非現実的と思われるかもしれないが,家族は医師の助けとなることを先行研究は示している[1)2)]。

A氏は,**対処法の質問**と**関係性の質問**とを用いて,リフレーミングを行ったケースということになる。このように家族に直に面接を行わなくても,家族を視野に入れた患者個人への面接を行うことで行動変容やその継続の成果において随分と違うことがある。

②家族面接が有効であったBさん

55歳,女性,主婦。閉経後,体重が10kg程度増加した。自治体の特定健診で高血糖を指摘されたが,医学のことがよくわからずに不安なため,夫に特定保健指導に一緒に行ってほしいと頼んだが,忙しいということで同伴してくれず,自分1人で行くのも不安なために放置していた。このた

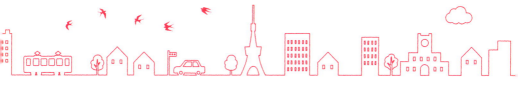

び，口渇，多飲，夜間頻尿が出現したため来院した．

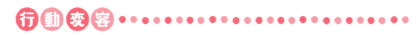

Bさんに家族を視野に入れた個人面接を行ってみた

医師：ずっと御不安を抱えてこられたのですね．そのような御不安はどなたかに御相談なさいましたか？【関係性の質問】

患者：本当は夫に相談に乗ってほしいのですが，忙しいと言われ相談できません……私は社交性がないので，相談できる友人もいません……．

医師：そうですか……そんな大変な状況でしたら神経的にまいってしまってもおかしくなかったかもしれません．何とか持ちこたえてこられたのは，何がよかったのでしょうか？【対処法の質問】

患者：……わかりません……よいことなんて……1つもありません(涙)．

医師：本当は御主人に御相談に乗っていただきたいけれど，なかなか叶わないということですね．普段，御主人とはどのような会話をなさっていらっしゃるのですか？【関係性の質問】

患者：ほとんど会話はありません……主人は家に帰ったらテレビを見て寝るだけです……．

医師：御夫婦のほかに，御家族はいらっしゃいますか？

患者：息子と娘がいます．

医師：おいくつぐらいでいらっしゃいますか？

患者：息子は社会人で，娘は大学生です．

医師：その年頃のお子様ですと，なかなか一家団欒の時間を過ごされることも難しいですか？

患者：そうですね……．

医師：お正月やお盆はどうですか？

患者：うちはキリスト教なのでお盆は関係ないのですが，クリスマスやお

正月は一緒に過ごします。
医師：そうですか……もし私が御家族のみなさまとBさんの病気のことを御相談したいと申し上げれば，みなさま来てくださいますか？
患者：わかりません……。
医師：一度，御家族のみなさまにお話しいただけませんか？　主治医がBさんの病状についてお話しをしたいと言っていると。
患者：ちょっと私には……無理です……。
医師：では，私から御主人にお電話でお願いしてもよろしいでしょうか？
患者：それは大丈夫です。

使ってみたい技法3　一家団欒の時間の有無

　関係性の質問を行っても，答えられないなどの何か違和感を覚えた場合には，「最近，御家族のみなさまで集まって一家団欒の時間を過ごす機会はありますか？」，「もしかすると御家族のことで何か御心配事でもありますか？」などとたずねてみるとよい。一家団欒の時間をたずねるのは，かかりつけ医が扱える範囲の家族機能の低下について，この質問だけである程度わかるからである[3]。

　Bさんはその場で夫に電話し，電話を替わる形で夫に，Bさんの病状の説明のために来院してほしい旨を告げると，夫はすぐに応じてくれ，家族面接が設定された。本事例では，普段，一家団欒の時間はもたれていないものの，クリスマスや正月などの行事がある時に一家団欒の時間をもたれているようなので，家族機能は悪くないという印象をもった。

家族面接の流れ

　図2に定型的な家族面接の流れを示す。家族面接には4つの段階と16のポイントがあるが，必ずしもこのとおりに進むわけではない。また一度の面接ですべてを行うことにこだわる必要もない。

①社交的段階
- **挨拶と自己紹介**を行う
- 病院の位置はすぐにわかったか,部屋は暑くあるいは寒くないか,仕事は大丈夫だったかなどをたずねる**社交的会話**を行う
- 参加した**メンバーの確認**を行う

②説明段階
- 面接を開催する**主旨を簡潔に説明**する
- 患者,家族の**疑問点,問題点を確認**する
- キーパーソンなど**家族特有のルール**を見極め,**家族のペースに合わせる**
- 公的補助や外泊制度といった**医療資源情報を必要に応じて提供**する

③介入段階
- **目標を明確化**する
- できるだけ医療者はしゃべらず,**家族同士が話し合えるように促す**
- 家族それぞれの思い,解釈について,家族のルールに従って語ってもらう
- 抽象的な**大目標**から具体的,緊急的な**小目標を絞る**
- **家族図**などを利用しながら,**資源**(人,もの,金,情報,時間)を探す
- 解決法の**選択肢**の設定とそれぞれの長所,短所の検討を行う
- 具体的な**計画を策定**する

④終了段階
- 今後の**話し合いのルール**(誰か1人に窓口を絞るかなど)を決める
- 最後に**言い忘れたこと**,疑問点などについて**再確認**する

図2　家族面接における4段階と16のポイント

Bさん家族に家族面接を行ってみた

　家族面接にはBさん,夫,長女が来院された。

医師:今日はお忙しい中,わざわざお越しくださいまして,誠にありがとうございます。Bさんの主治医をさせていただいております竹中と申します。
(一同,黙礼してくださる)

医師:今日はここに来られるまで道に迷いませんでしたか?
夫　:大丈夫でした。駅からはわかりやすかったです。

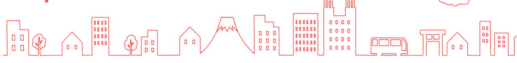

（このような会話を「社交的会話」という。挨拶程度の会話を行い，最初に誰が返事をするのかを見ることで「家族の社交の窓口」を見ている。この時，1人に視線を向けずに全員を見渡すように視線を送ることが重要。）

　この後，夫，長女に自己紹介をしていただき，Bさんが糖尿病であること，糖尿病の合併症などの基礎知識，1人での闘病はなかなか難しいため，御家族にサポートしていただきたいことをお話しした。

医師：今の話をお聞きになられていかがですか？（一同を見渡しながら）
　夫：実は今，私は会社で責任のあるプロジェクトを任されているのですが，部下が2人，現場で負傷して入院になったため，仕事のやり繰りがとても大変で，家族のことまでなかなか考える余裕がなかったのです。
長女：お父さん，そうだったんだ……お母さん知ってた？
患者：（黙って首を横に振り，否定する）
　夫：家内から，医学のことがよくわからず不安なため，特定保健指導に一緒に行ってほしいとよく頼まれたのですが，自分も医学のことは素人ですし，聞いてもきっとよくわからないだろうし，仕事のことで頭もいっぱいでしたのでそのままになってしまっていたのです……。
長女：そんな状態なら仕方なかったんじゃない？
　夫：先生は家族がサポートするようにおっしゃいましたが，医学の素人の家族に何ができるのですか？
医師：Bさん，何をサポートしてほしいですか？
患者：通院の時に一緒に来て先生の話を聞いてほしい。私1人だと不安で……。
　夫：先生，通院の頻度はどのくらいでしょうか？
医師：今の状態ですと，最初は1週間に一度ぐらいは診せていただいた方

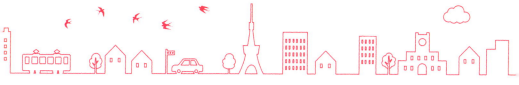

がありがたいですね。
夫　：困ったな……。
長女：先生，私が一緒に来ても，お話し，わかります？
医師：大丈夫だと思いますよ。わからなければ御質問ください。
長女：お母さん，私でもいい？　お父さん忙しそうだし……本当はお父さんの方がいいのだろうけど……。
患者：ありがとう……。
長女：お父さんもそれでいい？
夫　：ありがとう。助かるよ。
長女：先生，次から私が一緒に来ますので，よろしくお願いします。
医師：こちらこそよろしくお願いします。何かほかに言い忘れたことや疑問に感じられていることはありませんか？（一同を見渡しながら）
一同：ないです。
医師：みなさま，本日はお忙しい中お集まりいただき，本当にありがとうございました。

解説

Bさんの場合は，普段疎遠にしている家族が一堂に会して思いを述べることで，お互いの状況や気持ちがわかり，問題が解決したケースであった。いささか急展開で大げさな印象をもたれるかもしれないが，問題が解決する時はこのように一気に事が進む場合も少なくない。それ程，家族の力というものは大きいのであろう。今回の場合，"キーパーソン"（この人を通すと話がスムーズにまとまるという人のこと）は長女であったのだが，それはいくら深い患者への個人面接を行って

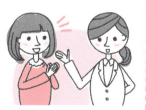

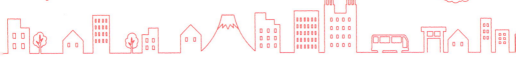

もなかなかわからなかった可能性が高い。面接の始めの段階では家族の社交の窓口は夫であったが，夫の置かれている状況や気持ち，患者の状況や気持ちが明らかになっていく過程で，家族力動（家族の中の役割や力関係）が変化し，問題解決のキーパーソンが明らかになったのである。

行動変容の継続

その後，患者は長女と一緒に通院し，糖尿病も随分落ち着いた。夫も時に一緒に来院し，血糖コントロールが大きく崩れることはなくなった。そしてキーパーソンである長女に過剰な負担がかかっていないかどうかについて随時チェックするようにしている。

解説

家族面接の目的の一つは，一家団欒の時間がもてない家族に一堂に会する機会を与え，お互いの思いを述べ合う場を提供することである。

患者だけでなく家族も行動変容できた場合，その継続に対する効果は大きい。

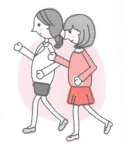

しかしながら，家族に過剰な負担をかける形の行動変容は，新たな問題を生む可能性がある。介護に当たる家族には，随時「困っていらっしゃることはないですか？」，「大丈夫ですか？」と確認することが大事である（大丈夫サイン）。もし気分を害され「私は辛い思いをしたことなどない」，「私は誰の手も借りずにできます」などの発言があった場合，何らかのサポートが必要である可能性を考慮すべきである（立腹されたり，気分

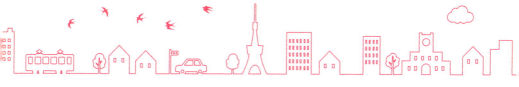

を害されることがポイント）。

✓ ポイント

　行動変容を促す必要がある場合，まず患者個人への家族を視野に入れたアプローチを試み，それではダメな場合，家族のサポートが大きな力になることがある。一方，家族に過剰な負担がかかっていないかどうか，継続的に注視していく必要がある。

文献　1）Anderson BJ：Diabetes and adaptations in family systems. In：Edited by Holmes CS. Neuropsychological and behavioral aspects of diabetes. New York：SpringerVerlag, 1990, pp.85-101.
　　　2）ADA（米国糖尿病学会）・編，中尾一和，石井均・監訳：糖尿病診療のための臨床心理ガイド．メジカルビュー，東京，1997．
　　　3）Takenaka H, Ban N：The most important question in family approach；the potential of the resolve item of the family APGAR in family medicine. Asia Pac Fam Med., 15：3, 2016.
　　　　［https://apfmj.biomedcentral.com/articles/10.1186/s12930-016-0028-9］

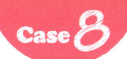

相互作用からアプローチする慢性疼痛ケア

町田　英世

①登校日の朝になるとお腹が痛くなるA君

　A君は，小学6年生の4月から，時々お腹を痛がるようになった。腹痛は朝に起こることが多かった。病院に受診して胃腸炎と言われ，点滴にて腹痛は軽減するのだが，次第に腹痛の頻度が増え，5月に入ると週に何回も病院へ行くため学校に遅刻することも多くなってきた。しかし，午後や休日に腹痛を訴えることが少なかったため，病院医師から過敏性腸症候群（以下，IBS）と考えて心療内科クリニックへの紹介があった。

　心療内科初診時：A君は母親と一緒に診察室に入った。A君はやや抑うつ的で，どことなく気まずそうにうつむいている。医師がA君に質問を向けると，次のように母親が答える繰り返し継続するパターン（相互作用）が認められた。

医　師：A君はいつ頃からお腹が痛くなったの？
母　親：Aは……，4月頃からお腹痛を訴えるようになりました。
医　師：そうですか…。A君，どのあたりが痛くなるの？
母　親：いつも朝になると胃のあたりを痛いというのです。
医　師：そうですか…。このあたりが痛いのかな？
母　親：そうです。そのあたりです。

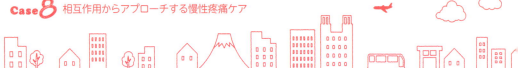

Case 8 相互作用からアプローチする慢性疼痛ケア

医　師：…A君自身は，どうなの？
母　親：ええ，Aはいつもここを痛がっていますから。

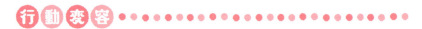

　本事例では，A君と母親の受け答え（行動）についての変容を以下のような視点で考えた。

行動変容への下地づくり[1)2)]

　母親と子供が外来に来た場合，例えば，「何て過保護な母親だ。これでは子供が朝だけ腹痛を訴えるようになるのも頷ける」，「A君は甘やかされて育って自分の言葉でしゃべれないのだな」などとネガティブに感じる医療者は多いのではないだろうか。実際に，これらの考えが間違っているとは言えないかもしれない。しかし，治療者がA君の行動変容を図っていく場合には，この母子の関係性を初めからネガティブな側面だけで認識してしまうと治療を難しくさせかねない。

　小児をケアする機会の多い医療者であれば，当然のごとく母親を対話の糸口と考えて診療されているかとも思われるが，後に取り上げる成人例のような個人面接であっても，特に初回においてはできるだけ患者の相互作用[1)]（解説参照）に合わせていく必要がある。まずは，患者-治療者の良好な関係を築いてからでなければ，治療者が患者の行動変容のためにどんなに良い提案をしても受け入れてもらいにくくなってしまうからである。この下地づくりは家族療法の領域でいえば「ジョイニング」という考え方に相当する[2)]。S・ミニューチンが使用した用語で，平たく言えばお仲間にさせていただくといった意味になり，ラポールに近い言葉であるが，ラポールは信頼関係そのものを意味し，こころの深いところで起きているものといったイメージを彷彿させるのに対して，ジョイニングは信頼関係に

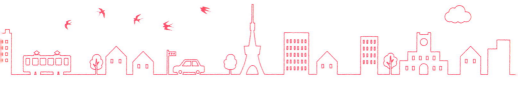

至るプロセスとそのための手段を意味し，表面的・意図的イメージである。

　母親がA君の代わりに答えてくるのならば，良好な治療関係を構築するために，まず治療者は母親の話に耳を傾けていくことがジョイニングとなる。治療者は「治療窓口が母親という行動様式をもつ家族」と考えるとよいかもしれない。紙面の関係上，ジョイニングに関する心理技法に関しては割愛せざるを得ないが，治療者が母親の言葉に強く興味をもつ姿勢を取るだけで，母親が治療者を信頼するようになり，ひいては母親自らが子供に発言を促す行動様式へと変容していくことがある。逆に治療者が，母親を無視するかのようにA君へ介入したとすれば，母親は治療者に否定的感情を抱く可能性があろう。例えば，面接にて治療者が何とかA君にジョイニングして行動変容課題を処方できたとする。しかし，親子が帰宅してから，面接を否定的に捉えた母親の協力が得られず治療者の行動変容への提案は無効化され，2回目以降の治療の継続すら難しくなるかもしれない。すなわち，「母親が窓口」となるような相互作用を変える場合に，最も重要なのは，診断や行動変容の方法論そのものよりも，診断や行動変容の提示に至るまでのジョイニングにある。

解説

相互作用[1]

　現時点で治療を構成している成員相互の情緒的関係あるいは行動の繰り返し継続するパターンが相互作用である。本事例においては，治療者がA君に質問しようとしても必ず母親が答えるといったパターンが認められる。こうした相互作用に注目し，その変容を通じて問題を解決しようとするアプローチの代表が認知行動療法や家族療法を含むブリーフセラピー（後述）である。

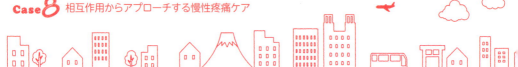

心療内科と心身症[3]

　心療内科とは心身症を専門領域とする診療科である。心身症とは身体症状を主訴とし，その発症や経過に心理社会的因子が密接に関与する病態で特定の疾患名ではない。A君のようなIBSは代表的心身症といえ，病名記載としてはIBS（心身症）となる。身体面考察と共に心理社会的アプローチがより効果的である。

心療内科への紹介のコツ[3]

　A君が登校日に腹痛が生じていても，まだ幼いために自らの病態を語る能力が低いために心身相関が乏しいのかもしれない。一方で，成人になっても病態の言語化を苦手とする方々もいる。こうしたアレキシサイミア（90頁の用語参照）傾向が顕著な方では，例えば「なぜ腹痛なのに心療内科に行かねばならないのか」，「自分は精神病ではない」などと怒りをあらわにされることもある。その場合，身体医である紹介医は患者を心療内科へ丸投げするのではなく，今後も身体的診察についての保証を示した方が上手な紹介になりやすい。

行動変容の継続

　治療者は母親へのジョイニングをしっかりと行ったうえで，優しい口調で母親に「お母さん，大変に詳しい情報をありがとうございました。そろそろA君自身に最近の症状についてお聞きしてもかまいませんか？」とたずねた。すると，母親は一瞬，自分がしゃべりすぎていたかと気が付いたように恥ずかしそうなしぐさを見せ，A君に視線を送りながら治療者に向かって「どうぞ…ぜひ聴いてあげてください」と返答があった。もしも，ジョイニングが十分にできていなかった場合には，母親は治療者の言葉に反発するかのごとく，さらに話し続けた可能性もあろう。そうだとすれ

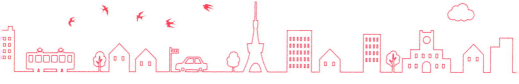

ば，当初からの相互作用に変化がないことになり，再びジョイニングをやり直していく必要がある。

　本事例では，母親の同意を得た後で，治療者はA君と直接話すことはできたが，しばしば母親が途中で話に割って入ってくるパターンが認められた。その度ごとに治療者は母親の言葉に相槌を打って配慮しながら，またA君との対話に戻っていくというジョイニングを行った。こうした相互作用を続けるうちに母親の介入は次第に減り，A君から「僕，一人で話したい」という発言があった。母親は少々驚いた反応を示したが，その言葉に深く頷いた後，「私は外します」と診察室を退出した。2回目以降の面接では，A君一人で入室するようになり，時々母親が学校などの情報を伝えるために同席する状況へと変化していった。A君（と母親）の行動が変わり，そしてそれが継続していったわけである。

②どの治療も効果がなく，あちこちが痛むBさん

　Bさんは5年前より次第に体中のあちこちが痛くなり，多数の内科や整形外科の医療機関で検査を繰り返すが異常のない状況が続いた。途中で線維筋痛症と言われて多数の病院にて治療を受けてきた。しかし，これまでの治療ではまったく症状の改善がなかったことから，整形外科病院から心療内科クリニックへの受診を勧められた。

　心療内科初診時：Bさんはあちこちが痛いと軽く脚を引きずりながら入室され，抑うつ的であった。治療者が，Bさんにこれまでの経過を聴いていくと，長期にわたる自らの検査歴や苦労話を語られた。

Case 8 相互作用からアプローチする慢性疼痛ケア

途中から今後の治療について話し始めたのだが…

医　師：…それでは○○薬の服用はいかがでしょうか？
Ｂさん：それは前医で処方されましたが，効かないどころかふらつきが強くてダメでした。
医　師：そうですか。では，痛みに効く精神薬系の△△薬は服用したか覚えていませんか？
Ｂさん：以前に服用した精神薬は変更のたびに苦労しました。癖になりやすいので飲みたくないです。
医　師：ブロックの効果がなかった上に，薬も飲めないとなると治療は難しいですが…。
Ｂさん：その他に方法はありませんか？　こんなに痛くて困っているのですから…。
医　師：それなら…，痛いながらでもリハビリをしていく方法が推奨されていますが…。
Ｂさん：リハビリできるくらいなら苦労していません。他に何とかならないのでしょうか？

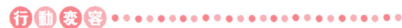

　本事例のように，慢性疼痛でも難治な場合には，痛みへの不安や強迫的思考が強いことも多く，アレキシサイミア傾向や発達障害などを有していることもしばしばである。そのため，身体愁訴の背景にある心理的側面の話題をすぐに取り上げにくい上，薬剤への過敏性（または鈍感性）やこだわりをもっている方も多い。本事例の対話にみられる行動様式は，治療者の提案に対してＢさんが「否定」という形で返していく相互作用である。

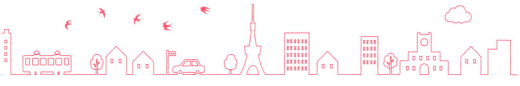

行動変容への下地づくり[1)-3)]

　本事例のような対話は，交流分析でいえば「イエス，バット」のゲームにみえる[4)]。交流分析においては，こじれた人間関係やパターン化された対人トラブルを引き起こす自滅的なコミュニケーションのことを「ゲーム」，そして，人の存在と価値を認める接触・行動を「ストローク」と定義している。人が生きるために食べ物を必要とするように，心に必要な栄養がストロークであるが，ストロークは受け取った人が心地よく感じる肯定的なものと，受け取った人が嫌な思いをする否定的なものがあり，肯定的ストロークが得られない経験や成育歴を繰り返していくと，人は否定的ストロークでさえもほしいと思うようになるという。

　実地臨床においては，本事例ほどのわかりやすい「イエス，バット」交流は少ないが，例えば，定期的に来院される生活習慣病の患者において，治療者が熱心に指導しても指示を上手く守ってくれず，毎回似たような対話の繰り返しとなり，治療者が無力感を覚えてしまう経験をされたことはないだろうか。こうしたケースでは「イエス，バット」のゲームに陥ってしまっている可能性もある。

　慢性疼痛の患者は，長期にわたり痛みの診断がはっきりしないため，治療自体も曖昧になり効果が乏しいことも多く，ひいては治療者から痛み自体を否定する言葉を投げかけられることさえある。そうした悪循環の関係性の持続が，次第に患者に他者（治療者）への否定的心情を強化させ，「イエス，バット」のゲームへの相互作用へとつながっていくこともありうる。こうしたゲームを抜け出す，すなわち行動変容を促すためには，治療者がジョイニングから見直していくことにある。しかし，一般に罹病期間の長い患者ほどジョイニングにも時間がかかる場合が多い。それは情報量自体が多いことと，これまで患者が培った対人関係や生来的なコミュニケーション能力も考慮する必要が生じうるからである。したがって，診療時間の確保が難しい外来ということであれば，専門医への紹介が望ましいといえる。

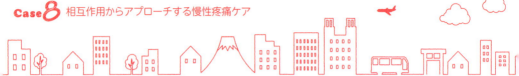

病因論的視点からの発想転換

　患者-治療者の関係性が安定していない段階で，行動変容の課題を出しても受け入れられない可能性が高いことを留意しながら，本事例の場合には，例えば，治療者側が治療方法を患者へ出していく相互作用から，「現在のあなたにとってはどうするのが一番良いと思われますか」などと提案し，患者が主体的に痛みをコントロールし，その行動を治療者が強化していく相互作用へと展開していく必要があるかと思われる。現代医学の根本理念ともいえる病因論的視点では，治療者が患者の病気や症状をコントロールする発想となりやすい。こうした治療者優位の発想から離れて，治療者は患者自らがセルフコントロールしていく援助者と考える対等な関係へ発想転換をしてみるのもよい。

　精神・心理療法の歴史も同様で，患者とされた個人の精神内界の病理の改善や発達課題の補填，正しい条件づけの再学習など，個々人の問題に内在化した思考で発展してきた。日常診療ででもしばしば「心因性○○」などと診断をつけるのは，問題の内在化，すなわち病因論的発想からきているといえる（図1：WHY）。その発想や診断にて治療に良い変化が生じているのであれば問題はない。しかし，慢性疼痛症でみられるように，心因のレッテルを貼ることで問題が複雑化する場合もある。逆に，慢性疼痛であっても心身相関への気づきを伴っているケースにおいては，患者が考える"心因"を探っていくのも有効となりうる。一方で，以下で述べる認知行動療法やブリーフセラピーでは関係性を重視し，診断や病因思考から自由である（図1：HOW）。もちろん，日常臨床で診断や病因を意識しない治療をしていくことはないが，治療者が従来の診断や病因論視点とは少し異なったコミュニケーションを意識することで，今までと違った相互作用が患者との間で構成されうる。

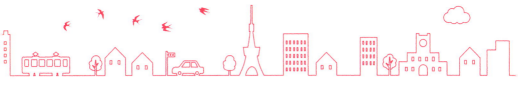

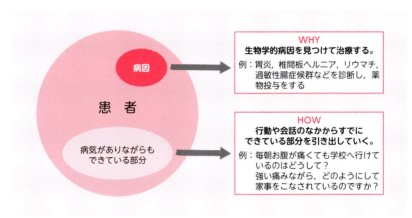

図1 病因的思考と解決的思考

行動変容の継続

　Bさんは，初診時の対話から疼痛ケアに向けての対話への進展が難しかった。そのため，ジョイニングとして患者が疼痛で苦労されてきた経過を繰り返し聞き直しながら，病因論的視点からの発想転換ができないかを考慮していった。結論的にいえば，本事例ではジョイニングと行動変容の継続とを明確に分けて述べるのは難しく，ジョイニングの段階から専門的方法論[3),5)〜8)]も混在して用いたといえる。その主な方法について①〜③に分けて，以下に述べる。これらの方法は心身相関への気づきが乏しい例にも応用しやすく，その基本となるのは家族や治療者も含めた周囲との関係性や相互作用による影響を考えることにある。

①認知行動療法（疼痛行動表の使用）[3),7)]

　個々の患者の生活・行動習慣を知り，疾病がライフスタイルのゆがみと関連の大きいことが推測されるなら，それを指摘し心身相関の気づきをも

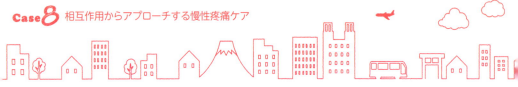

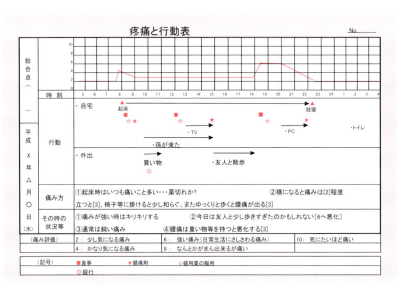

図2 疼痛行動表の一例

たせることが重要である。専門的には認知行動療法（91頁の用語参照）といえるが，とりあえず1日の疼痛の強さを点数化してグラフ化し，そのときどきの行動や出来事を対比しやすいように記載させ，患者と共に外来のたびに検討してみる方向性を考えた。一般的な日記をつけてもらうだけでもよいが，Bさんには図2に示したペインスコアをできるだけ毎日記載してもらい，外来のたびにそれを用いながら対話し，Bさんに心身相関の気づきを促すようにした。疼痛が主訴のケースでは，図2のように痛みのないときを0点，痛みが最も強い（死にたいほど痛い）時を10点としてグラフを作成してもらい，その下に日常の出来事を記載させると対話が促進しやすい。

多数の病院にかかってきたBさんは，悪い意味合いにおいては痛みに固執する神経症的な方と見えるかもしれない。しかし，良い意味で考える

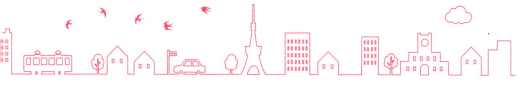

と,決してあきらめず治るため一生懸命に努力される方なのかもしれない。どちらにせよ,日々の診療で忙しく時間に余裕がない臨床医家におかれては,なかなかゆっくりとした対話は取りにくいと想像されるが,痛みを主訴としている患者にペインスコアをつけてもらうだけで,診療における対話時間を効率化することができうる。さらに,ペインスコアを通して患者自らに具体的な"痛み"を語ってもらい,その語りに治療者が興味を示していく[6]と,実際には目に見えない患者の"痛み"を大いに受容することにつながりやすくなる。

実際にBさんは,自らの苦しい"痛み"を伝えたいという想いが強かったのであろう。ペインスコアを介した対話を通して,「初めて痛みの辛さがわかってもらえた」と喜ばれ,次第にBさん自らが主体となって,"痛みがあってもできている部分"が語られることが増えていった。半年後,Bさんから「何とかやっていけそうです」と外来終了を希望された。

ペインスコアは一般臨床でも用いやすいが,治療者は患者の"痛み"をさらに知りたいという気持ちで患者に記載を依頼することが重要である。その治療者の臨床姿勢が,患者の"痛み"をより受容するジョイニングにもなり,患者自らが"痛み"を客観的に観察し,セルフコントロールしていく方向性,すなわち,行動変容への継続へと促進することにもなる。見方を変えれば,"痛み"をわかってもらえないと感じてきた患者が,"痛み"をわかろうとしてくれる治療者との出会いを通して相互作用の変化が始まるともいえる。

もちろん,実臨床では以下の②や③といった他の技法も併用しながら治療を進めていったのであり,治療をより効率的にしていくためには,いくつもの技法を知っていた方がよい。

② SFA (Solution Focused Approach)[1), 5), 6)]

ブリーフセラピー(91頁の用語参照)の一つとされるSFAの考え方は,

問題点や病因を探るのではなく,「どうなれば良くなったといえるか」について患者と治療者とが協力し合っていくスタイルとなる。その際に重要となるのが「例外」という概念である。問題に悩んでいる人は,四六時中自分が問題の中にいると考えがちであるが,実際にはたまにであっても例外的状況が存在している。こうした例外部分を膨らましていくことで,問題を相対的に小さくしていく対話を展開しうる。すなわち「新たな変化を作り上げること」ではなく,「すでに起こっている変化」を治療者が発見し強調することで「解決」を構築することにある。さらに,SFAは治療のプロセスをマニュアル化して治療者が利用しやすく工夫している。

一般臨床においては図1のHOWに示したような形を実践することである。すなわち,治療者は病因を診断する作業を行いながら,「こんなにも痛いのに,どうやって生活を乗り切ってこられたのですか」とすでにできている行動部分へ視点を向けた対話を進めていくのであるが,このHOWの質問は「あなたにはすでにできていることがある」といったポジティブ側面の存在を前提とした暗示質問であり,エンパワーメントを兼ねたものといえる。

実際に治療者はHOWの質問を多用しながら,Bさん自らが主体となった語りを促していくことで,受診初期のBさんと治療者の会話にみられた相互作用を変化させていくことを意図していた。

③MRI (Mental Research Institute)[1), 5), 6)]

MRIもブリーフセラピーの一つとされ,その特徴から「コミュニケーション派家族療法」ともよばれるが,症状を含めた問題行動は患者と治療者との相互関係の中で維持され,悪循環を起していると仮定する考え方である。一般的に,あるシステムに問題(症状)が起これば,その問題を解決するように自己制御が働き,対処する行動により問題が解決する。しかし,問題が維持されているシステムでは,問題を解決しようと努めている

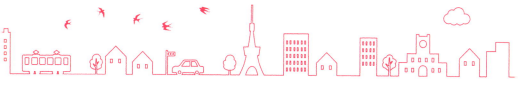

にもかかわらず，解決しないばかりか，その努力自体が問題を維持するコミュニケーション循環となっている可能性がある。いわゆる問題−偽解決循環の現象で，そのような偽解決を想定した場合，今までとは違ったコミュニケーションを工夫する必要がある。

　MRIで用いられる代表的な技法として，問題の見方を変えることによって対処行動を変更させるリフレーミング（ex大変な痛みを経験されたからこそ，人により優しく接するようになられたのですね）や逆説的指示を処方するパラドックス（ex慢性痛がまったく変わらないと言う患者へ，病態を正確に診断し今後の治療方針を立てるために「次までに痛みを悪化させてきてほしい」と促してみる。→「イエス，バット」の相互作用のケースならば，治療者の痛みの悪化指示に「バット」で返し，患者は痛みを軽減させる可能性がある。逆に患者が痛みを悪化させてきたなら治療者の指示に従ったことになるので，すでに「イエス，バット」の相互作用が変化し行動変容が起こっていることを意味しうる）などがある。

　Bさんには，上記した技法やいくつものリフレームなど用いたうえで，「痛みの辛さをより理解するために，次回まで現状のままの痛みをペインスコアにつけて来てほしい」と促した。ペインスコアの記載の主目的はすでに①認知行動療法で述べたが，この促しは③MRIの考え方も応用した指示であり，「当面はこのままで（変化しないで）」といった逆説的メッセージを含んだものである。

　ジョイニングの過程でも，その後の行動変容の段階でも，いくつかの専門的方法を並行し用いていくのが実地臨床といえる。専門的方法論は，それぞれに多様で奥深い分野のため各専門書を参照いただきたいが，近年では，特に認知行動療法は盛んに紹介されており，書物やインターネット[7]での情報も得られやすくなっているため，押さえておくのに良い分野かと思われる。さらに，SFAとMRIなどを統合しようとする試みもみられ，対

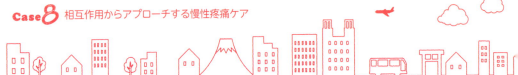

Case 8 相互作用からアプローチする慢性疼痛ケア

等の関係性が強調されるナラティヴ・アプローチ[1),8)]との接点も増しているが，各専門書を参照いただきたい．かかりつけ医も，こうした領域の学習をしながら，必要に応じて専門医との連携を考えていくことが望ましい．

✓ ポイント

慢性疼痛ケースの行動変容において，ジョイニングは欠かせない．うまくいかないときには，これらを何度でもやり直す．その際には，相互作用に配慮しながら病因論的発想を転換し，認知行動療法やブリーフセラピーを用いた行動へのアプローチも有用である．

アレキシサイミア[2)]

失感情症または失感情言語症などと訳され，P.E.シフネオスらによって1970年代に提唱された心身症に特徴的な傾向概念である．自らの感情を自覚・認知したり，表現することが不得意で，空想力・想像力に欠ける傾向のことを指す．脳科学的に脳の機能的障害であるとする仮説が提出されている．臨床的には自閉スペクトラム症との類似性があることから，自己の感情の認識の問題のみならず，社会性やコミュニケーション能力の問題も指摘されている．

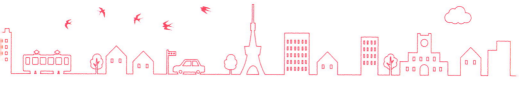

認知行動療法

認知や行動という視点から働きかける治療法で,一例を挙げれば,「身体症状があるため何もできない」と過度に症状に捉われて生産的行動が乏しいケースの場合,患者の自己観察や自己評価を通して,症状がありながらもできていることを見直し,誤った認知や行動を修正していく治療といえる。一般科で用いられる血圧や糖尿病手帳といった自己記録表に基づいた治療的対話も広義の認知行動療法といえる。

ブリーフセラピー

ブリーフセラピーを直訳すれば「短期療法」となり,実際に過去にはそのように翻訳されていた。しかし,時間的な制限よりも効率的な心理社会的援助サービスという意味で考えたほうがよく,その理念に即したモデルやアプローチならば広義のブリーフセラピーとよぶことが多い。

文献 1) 日本家族研究・家族療法学会編:家族療法テキストブック,金剛出版. 2013.
2) 東豊:セラピスト入門―システムズアプローチへの招待.日本評論社,1993.
3) 町田英世:心身症;臨床医マニュアル第5版(臨床マニュアル編集委員会・編),医歯薬出版,2016,pp.1721-1729.
4) 杉田峰康:新しい交流分析の実際,創元社,2000.
5) 吉川悟:セラピーをスリムにする!ブリーフセラピー入門,金剛出版,2004.

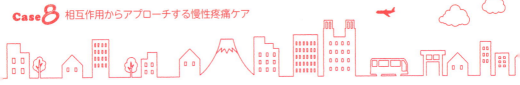

6) 町田英世：ブリーフセラピー．総合臨床，59：2308-2312, 2010.
7) http://www.ncnp.go.jp/cbt/index.html（認知行動療法センター）
8) 野口裕二：物語としてのケア―ナラティヴ・アプローチの世界へ，医学書院，2002.

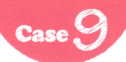

医薬連携による
ポリファーマシーへの対応

矢吹　拓, 野村　洋介

大腿骨頚部骨折で入院したAさん

　86歳，女性。1か月ほど前に，自宅で身体バランスを崩して転倒して左大腿骨転子部骨折で入院となった。入院後，観血的整復固定術を施行し，術後リハビリを行った。歩行は徐々にできるようになり，患部の疼痛は消失し，経過は順調である。自宅療養を前提としはじめたところで，病棟薬剤師から，本人や家族が「今まで内服していた薬剤が多く，調整できるならば今回を契機に整理したい」と言っているとのことで内科外来を受診することになった。

　既往歴としては，30年ほど前からの高血圧症と脂質異常症がある。5年前に胃癌検診で施行した内視鏡検査で胃潰瘍を指摘されヘリコバクターピロリ菌の除菌療法を行っている。過去に脳梗塞や心筋梗塞を起こしたことはない。約2か月前に外来を受診した際に気持ちが不安定であると指摘され，デパス®が眠前1回から1日3回に増量となった。内服薬としては，かかりつけ医のクリニックと当院整形外科からそれぞれに処方があった。

　入院後，睡眠については特に問題なく眠れている。むしろ，日中も時折うとうとしてしまうことがある。血圧は入院後，収縮期で100 mmHg前後で，先日は100 mmHgを切ることもあった。

　内服薬は以下のようであった。

Case 9 医薬連携によるポリファーマシーへの対応

かかりつけ医のクリニックより：
- アムロジン® 10 mg 1錠/分1　朝食後
- ブロプレス® 8 mg 1錠/分1　朝食後
- レンドルミン® 0.25 mg 1錠/分1　眠前
- デパス® 1 mg 3錠/分3　毎食後
- リピトール® 5 mg 1錠/分1　朝食後

当院整形外科より：
- アルファロール® 0.5 μg 1C/分1　朝食後
- ボナロン® 35 mg 1錠/分1 起床時　週1回

行動変容

　大腿骨頚部骨折で入院し，手術後に内服薬が7種類と，いわゆるポリファーマシー(99頁の用語参照)が判明した患者である。患者自身は「クスリが多いな」とは思っていて減らせれば減らしたいという気持ちはありながらも，現状では内服薬剤の調整の可能性について特に大きな問題意識はなかった。

　病棟薬剤師が処方薬剤についての処方解析を行うと，気になる点として，ベンゾジアゼピン系薬剤の重複と降圧薬(2種)の重複が挙げられた。今回の「転倒→骨折」の要因の一つとして薬剤が関連している可能性について，本人に情報提供をした。

　患者自身，指摘されてみると，実際に日中の眠気や血圧低下などが気になるとのことだったため，病棟薬剤師が入院主治医に処方提案を行った。具体的には，デパス®を漸減中止，アムロジン®中止としてみることを提案した。また，デパス®中止後も睡眠は十分とれていたため，睡眠薬はレンドルミン®のみとした。また，血圧はアムロジン®を中止後も，まだ110 mmHg前後だったため，ブロプレス®も減量することとなり，最終的

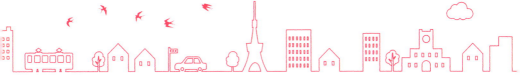

には降圧薬は飲まないで経過観察する方針となった。その後，1か月のリハビリ期間を経て自宅退院となったが，入院期間中に血圧は高血圧のレベルには至らなかった。退院時には「薬剤が少なくなってほっとしました。フラフラしていたのはポリファーマシーが関与していたのですね」という発言があった。

最終的な処方は以下となった。

かかりつけ医のクリニックより：
- レンドルミン® 0.25 mg 1錠/分1　眠前
- リピトール® 5 mg 1錠/分1　朝食後

当院整形外科より：
- アルファロール® 0.5 µg 1C/分1　朝食後
- ボナロン® 35 mg 1錠/分1 起床時　週1回

解説

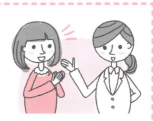

ポリファーマシーの行動形成にはさまざまな要因が関与する（97頁の解説参照）。医師がガイドラインに忠実に処方したり，患者が処方を乞う傾向性も加担したりする。この行動を変容するには，まずはポリファーマシーへの認識に注目したい。というのも薬剤の有害事象や薬剤の調整の可能性に気づいていない患者が多いからである。本事例でも，処方数を減らせれば減らしたいという気持ちがありながらも，その調整の可能性について特に大きな問題意識はなかった。

ポリファーマシーにあることは，薬剤有害事象が増えたり[1]，転倒や脆弱性などの患者アウトカムに関連したりする[2]ことはよく知られて

いる。本事例では転倒から骨折を起こしており、このような患者で注意すべき概念にFRIDsというものがある。これは、Fall-Risk-Increasing Drugsの略で、潜在的に転倒を起こしやすい薬剤と言い換えることができる。FRIDsと転倒に関する研究[3]はいくつかあるが、オピオイドや経口血糖降下薬、抗不安薬や睡眠薬、抗うつ薬、血管拡張薬や各種降圧薬などが含まれる。骨折を来した患者に対しては、単に骨折治療やリハビリだけに終始するだけでなく、このような薬剤リストのチェックと見直しを行い、転倒を繰り返すことがないように再発予防に努めるべきである。もちろん、転倒に関連する薬剤以外の因子も確認は必要だろう。

さらに、潜在的な不適切処方（Potentially Inappropriate Medications：PIMs）という概念で対処すべきことも知っておくべきである。PIMsは実際には有害事象は起こっていないが、このまま継続して内服を継続した場合に、将来的な有害事象のリスクになる可能性が高い薬剤という概念であり、PIMsは薬剤有害事象と関連する。

薬剤処方の行動変容ではまず、その気づきが重要になる。残念ながらこの問題に関する医師の認識は十分ではないのが現状で、この傾向は自分の専門外の薬剤についてはなおさらである。薬剤師はポリファーマシー問題への関心がある方が多く、薬剤の知識も特定の診療科に偏らないことから、薬剤師から医師へアプローチしていくことで行動変容が容易になる可能性がある。

行動変容の継続

半年後に、たまたま患者と会う機会があった。血圧の薬は飲まないで血圧は安定し、退院時の処方が継続しているとのことだった。そして、ふらつきや日中の眠気はその後なく、最近転んだりはしていないとのことだった。

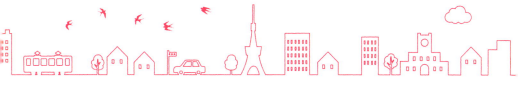

　退院後は，当院の整形外科には通院せずに，かかりつけ医のクリニックですべての薬剤をまとめて処方してもらった。ポリファーマシーへの介入を行う場合に，自らが処方している薬剤の調整は比較的容易だが，難しいのは他医療機関からの処方である。薬剤を整理した詳細やその理由を医療機関同士で引き継ぐ必要がある。今回も，整理した薬剤のすべてはかかりつけ医のクリニックからの処方であり，退院時に診療情報提供書を送付し，薬剤整理の詳細や理由を共有した。また，薬局同士の連携も重要であり，病院薬剤師から薬局の薬剤師に入院での治療経過と薬剤情報を提供した。また，薬局の薬剤師は担当ケアマネジャーに相談し，服薬アドヒアランスの確認をお願いした。

　入院期間中は塩分摂取の調整，定期的なリハビリ，規則正しい生活リズムなどから，血圧が安定することも多く，退院後から血圧が上昇する可能性も十分考えられ，本人と家族には自宅での定期的な血圧測定をお願いした。今回の入院中の情報提供によって患者自身の「薬剤と転倒・骨折」についてのヘルスリテラシー（99頁の用語参照）は向上し，今後どのような状態になったら降圧薬の再開を検討するかについても患者自身によく説明して理解が得られた。

解説

　ポリファーマシーの行動変容には多くの関係者が関係する。家族の支援の程度も関係する。多疾患の併存のために複数医療機関の関与も通例である。医療機関数が増えると薬剤関連有害事象が増えることは報告[4]されており，いたずらに通院医療機関を増やさずに医療機関をまとめる視点は重要である。

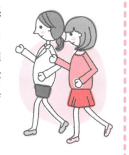

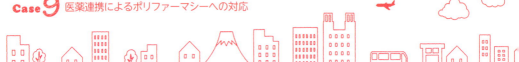

このため，ポリファーマシーに対する介入を地域連携のコミュニケーションで実現することは非常に重要であり，病院のみでの介入は独りよがりで余計な摩擦を生むことにつながりかねない。ポリファーマシーの対処後の継続支援には，医薬連携を含めた地域連携で対処すべきである。医療機関同士，薬剤師同士，関わる地域資源同士で情報共有を行うことが肝要になる。

情報共有の方法としては，ポリファーマシーに特化したものではないが，お薬手帳や連携ノートを用いた情報共有や多職種ケアカンファレンスはよく行われている。この中で最も重要なのは最終的には顔の見える関係作りであろう。ポリファーマシーには多くの関係者の思いが関係しており，また，患者自身の状況も変化するため，その時の状況に合わせて処方の適正化を関係者で話し合う機会をもつことは重要である。

✅ ポイント

ポリファーマシーへの行動には，まずは情報提供を行う。処方への意識を把握した後に医薬連携を介して対処する。継続には，医薬を含めた地域連携で対処する。

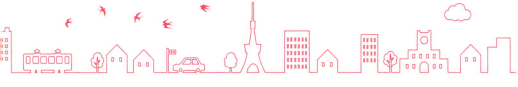

 ## ポリファーマシー

　ポリファーマシーとは，ポリ（Poly）＋ファーマシー（Pharmacy）の造語で，直訳すれば「薬が多い」ということになる。「多い」というのは漠然とした表現だが，「臨床的に必要とされる量よりも必要以上に多く薬剤が処方されている状態」をポリファーマシーとするというのが基本的な概念である。便宜上，さまざまなアウトカムを勘案して5種類以上をポリファーマシーと定義するのが一般的である[5]。

　ポリファーマシー自体は非常にコモンな状態であり，高齢化や多疾患の併存，医療の高度専門分化などによる影響が大きく，近年大きな問題となっている。諸外国でも日本国内でも，高齢者では非常に頻度が多くおよそ50％程度の方がポリファーマシーの状態になっているであろうと予測されている[6]。

　潜在的な不適切処方を同定するためのツールとして，『Beers criteria』[7]や『STOPP/START criteria』[8]，日本老年医学会の『高齢者の安全な薬物療法ガイドライン』[9]などが発表されている。ただし，これらのツールを用いて介入することが患者アウトカムを改善するかどうかについては，現状では明らかになっていない。

 ## ヘルスリテラシー

　ヘルスリテラシー（Health literacy）とは，人々が適切な健康に関する意思決定をするために必要な，基本的な医療に関わる情報を得て，処理して，理解する能力と定義されている[10]。医療の意思決定プロセスにおいて，患者自身の意思が重要であることは言うまでもないが，その際に患者自身のヘルスリテラシーを向上させることがより適切な判断を下すための要因の一つである。

参考文献　1）Field T S, et al：Risk factors for adverse drug events among nursing home residents. Arch Intern Med, 161：1629, 2001.
2）Gnjidic D, et al：Polypharmacy cutoff and outcomes；five or more medicines were used to identify community-dwelling older men at risk of different adverse outcomes. J Clin Epidemiol, 65：989-995, 2012.
3）Milos V, et al：Fall risk-increasing drugs and falls；a cross-sectional study among elderly patients in primary care. BMC Geriatr, 14：40, 2014.
4）Green J L, et al：Is the number of prescribing physicians an independent risk factor for adverse drug events in an elderly outpatient population? Am J Geriatr Pharmacother, 5：31-39, 2007.
5）Gnjidic D, et al：Polypharmacy cutoff and outcomes：five or more medicines were used to identify community-dwelling older men at risk of different adverse outcomes. J Clin Epidemiol, 65(9)：989-995, 2012.
6）Ashis Banerjee, et al：The prevalence of polypharmacy in elderly attenders to an emergency department a problem with a need for an effective solution. Int J Emerg Med, 4：22, 2011.
7）By the American Geriatrics Society 2015 Beers Criteria Update Expert Panel：American Geriatrics Society 2015 Updated Beers Criteria for Potentially Inappropriate Medication Use in Older Adults. J Am Geriatr Soc, 63(11)：2227-2246, 2015.
8）O'Mahony D, et al：STOPP/START criteria for potentially inappropriate prescribing in older people；version 2. Age Ageing, 44(2)：213-218, 2015.
9）日本老年医学会・編：高齢者の安全な薬物療法ガイドライン2015, メジカルビュー社, 東京, 2015.
10）IOM, Health Literacy：A Prescription to End Confusion, 2004.

Case 10
エンパワーメントによる生活習慣改善支援

村上　博之

間食に対するセルフケアに自信がないAさん

　75歳，女性，2型糖尿病。糖尿病の発症時期は不明であるが，高血糖のため入院となる。入院時にインスリン注射を勧められたが拒否し，内服薬による治療および食事療法でHbA1cが改善した。しかし，退院後は生活スタイルが逆戻りし，HbA1cも上昇傾向になり筆者が勤務する薬局に初めて来局された時にはHbA1cが9.4％，糖尿病に関する知識は十分ではなく，療養行動に対する自信は低めであった。治療薬としてはリナグリプチン錠5mg，アムロジピン錠5mg，カンデサルタン錠8mg，グリメピリド錠1mgを各1錠・分1での服用であったが，HbA1cの上昇に伴い，ピオグリタゾン錠15mg1錠・分1が追加となっていた。

　日常生活においては，友人とのお付き合いを非常に大切にしている。毎日のように食べ歩きに出かけ，日々を楽しく過ごしている。

行動変容

　Aさんは初回面談時の会話内容から糖尿病についての知識が十分ではなく，食事や運動療法に取り組んでいない様子であった。そのため，まずAさん自身が糖尿病についてどう思っているか，また薬が増えたことに対してどう感じているかを聴き出すために問いかけを行った。誘導的にならな

いように注意し，主に開かれた質問（open-ended question）を試みた。なお，その返答については共感しながら現状の様子を心から傾聴した。結果，Aさんとしては検査結果（HbA1c）が上昇してきたことや薬が増えたことについては，「不安であるし，よくなりたい」と思っており，糖尿病については「娘が心配しているので何とかしたい」という気持ちがあることを語ってくれた（共感しながら傾聴する）。一方で，友人との付き合いは大切であるため，「食べ歩きはやめたくない」という，Aさんが生活する中で価値をおいていることについても確認できた（批判するのではなく，ただ受け止め，議論を避ける）。そういった中でHbA1cが上がってきたことについてAさんに「何が検査値を上げてしまったと思いますか？」と質問した。すると，やはり食生活の乱れが原因ではないかということ，日中の間食はもちろん，普段から野菜もあまり食べる習慣がなく，さらには毎晩1時に目が覚めた際に冷凍食品のたこ焼きをレンジで調理し，食べる日課があることも語ってくれた（理想と現実の違いを浮彫りにする）。これに対して，筆者はAさんが問題点をしっかり捉えている点を称賛しつつ，"間食"や"食べる食品の順番"が血糖の動きにどういった影響を与えるのかをAさんの様子を伺いながら必要に応じて情報提供を行った（抵抗を受け流す）。すると「がんばってみる！」というAさんの反応があり，糖尿病療養行動に対して「自分はできる」という自信（自己効力感）が低いと考えられたAさんの意欲の高まりを明らかに感じることができた。ただし，いろいろなことを一気に挑戦したり，目標が高すぎるとかえって失敗する（自己効力感が低下する）可能性もあるので，例えば夜間の間食を減らすのであれば，まず週の内1日でもいいからチャレンジしてみるのも一つの方法であることを付け加えた（自己効力感をサポートする）。最後にAさんに「どういったことをチャレンジしたか楽しみにしているし，きっと良くなりますよ」と前向きなメッセージを送り，締めくくった。

解説

筆者は以前まで,"服薬指導"により患者の問題を解決しようと取り組んでいた。例えば,薬を飲み忘れるという人に対しては,「食卓に前もって薬を準備しておきましょう」と患者の状況や考えを聞くことなしに対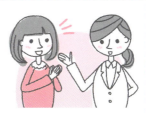
応策を提案したり,服薬状況が悪い人には病気が悪化した時のことや合併症のリスクを説明すること(脅し)で服薬を改善しようと取り組んでいた。しかし,そういった指導的なアプローチが慢性疾患の患者に効果的だったかというと,必ずしもそうではないことを経験的に多く感じていた。そこで,出会ったのが動機づけ面接という心理学的な手法である。動機づけ面接とは,行動変化などのさまざまな問題を本人(患者)が認識し,それに対応していくことを促すための体系的なアプローチのことである(表1および23頁の用語参照)。慢性疾患の生活習

表1 動機づけ面接の5つの原則

共感する	一方的に医療者側が話すのではなく,相手の話を傾聴し,相手の思いをわかろうとする。
理想と現実の違いを浮き彫りにする	例えば糖尿病の患者の場合には,合併症の予防にかける意気込み(理想)と実際の自己管理行動(現実)とのズレについて話をすることで整理してもらい,そのズレから生じる結果について話していく。
議論を避ける	理想と現実の食い違いについての理解を促す一方で,価値判断や議論,対立は避ける。本人がまだ必要性を認識していない段階で,一方的に行動変化を起こすように説得するのは動機づけでなく,かえって抵抗を誘発する。
抵抗を受け流す	変化に対する患者の抵抗を正面から受け止めるのではなく,患者のニーズを探り,それに応じた情報を提供し,患者が新しい視点を手に入れられるように支援する。
自己効力感をサポートする	自己効力感とは"自分にできるという自信"のことで,この自己効力感をサポートしていくことは,患者のやる気や自信につながる。

(文献1を参考に作成)

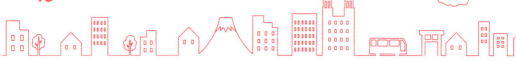

Case 10 エンパワーメントによる生活習慣改善支援

慣改善支援に関わることの多い職種には必須のスキルの一つと考えられる。

　動機づけ面接の基本は，行動変容の責任は変化を起こそうとしている当事者本人（患者）にあるという認識である。つまり，いくら他の人から何か行動変化（例えば食事療法や運動療法，服薬状況の改善など）を起こすよう指導的にアプローチされたとしても，本人自らが自分の意思で決めたものでなければ始めたり続けたりできないからである（自己決定理論）。

　そのため，"指導"という立ち位置で患者を変えようとするのではなく，"支援"という立ち位置で患者自身が望んで変化するよう関わることが動機づけ面接ではポイントとなり，結果的に患者との信頼関係を強化することにもつながる。

（ある日の会話例）
薬剤師：Aさん，お時間よろしいですか？
Aさん：いいけど，何？
薬剤師：糖尿病の薬が処方されていますね。HbA1cはどれぐらいなんですか？
Aさん：？　…わからない。
薬剤師：先生は今日何かお話されていましたか？
Aさん：薬増やすと言っていたわ。たぶん検査結果が悪かったんだと思う。
薬剤師：検査結果が悪かったと思われているんですね。薬を増やすと聞いてどう思われました？
Aさん：もちろん，良くなりたいし…　娘も心配しているから…。
薬剤師：娘さんも心配されているんですね。普段生活で何か食事，運動など取り組まれていることがありますか？
Aさん：別に何も。好きな物を食べているし，友達とよく食べ歩きに行っ

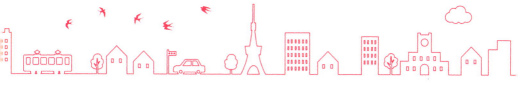

ているしね。
薬剤師：お友達と食べ歩きですか。とても楽しそうですね。
Aさん：そうなの。とても楽しいのよ。生きがいよ。
薬剤師：生きがいなんですね♪　ほかに何か血糖を上げそうな心当たりはないですか？
Aさん：そういえば夜中1時頃目が覚めるんだけど，その時にいつも冷凍食品のたこやきをチンして食べてるわね。
薬剤師：なるほど，もしかしたらそれかもしれないですね…。
Aさん：それかもしれないって？　何が？
薬剤師：実は先ほどお聞きしたHbA1cというのは…。
（間食が血糖値の変動に与える影響について反応を確認しながら情報提供）
Aさん：そうなのね…　ちょっとがんばって夜中の間食やめてみるわ！
薬剤師：そうですか♪　夜間の間食をやめることができたら，きっとHbA1cはよくなりますよ！

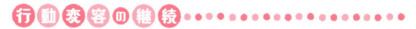

行動変容の継続

　1か月後，Aさんは病院受診後に来局した。明るい表情から，検査結果が良好であることが予想できた。HbA1cが下がり，非常にうれしそうであった。早速，HbA1cが改善したことについての感想や実際に取り組んだ内容を聴いてみた。HbA1cの改善については，自分としてもすごくうれしいし，何よりかかりつけ医に薬局でのやりとりとその後の行動についてがんばったことを認めてもらえたことに非常に感激していた（かかりつけ医が自己効力感をサポートする）。また取り組みについては，夜間の間食（たこやき）の量を減らし，食事の際にも野菜があれば先に食べていたことを教えてくれた。初回時同様に2回目以降も面談時には共感を行いながら傾聴する姿勢を基本に，Aさんの生活上での行動変化について着目し，取り

Case 10 エンパワーメントによる生活習慣改善支援

組んだ点，あるいはまだ取り組めてはいないが実行する気持ちがあればその点について称賛し，自己効力感を高めるサポートを継続的に行った。

　以後，Aさんは間食に対処し，継続してきた。そして最終的には夜間の間食をほぼしないまでになった。当然，その行動に相関してHbA1cも徐々に改善し，服用している薬剤の一つであるグリメピリドが減量となり，最終的には中止することができた。一方，Aさんが楽しみとしている友人との食べ歩きは継続しているが（この食べ歩きについては否定しなかった。ただし，どんな店に行き，どんな物を食べているかは質問した），驚くべきはこの食べ歩きについてもAさんの行動変化が継続支援する中で自然と改善されてきたことである。例えば，以前までは好きな物を好きなだけ食べていたということであったが，今ではAさんは食べる物や食べる量を考え，自身で調整するようになっていたのである。

　このエピソードから，患者さんは本来自分で問題を解決できる能力をもっていることを教えてくれた。現在もAさんは来局のたびに，取り組んだこと，うまくいかなかったことなどを話してくれる。以前に比べ，糖尿病に対するAさんの意識，行動は大きく変わった。初めは糖尿病に対してどこか他人事のような雰囲気があったが，今では糖尿病は自分自身のこととして認識し，責任をもって自己管理している。

（ある日の会話例）
薬剤師：Aさん，この1か月の調子はいかがでしたか？
Aさん：いつもと変わらないよ。食べ歩きにも行っているしね。今日は…の店に行くの。
薬剤師：食べ歩きの話をされるとAさんはほんとうれしそうですね。
Aさん：そう（笑），あっそういえば今日の検査結果。
薬剤師：Aさん！　HbA1cが今回も下がってるじゃないですか！　前に7.2だったのが，0.4も下がって，6.8になってますよ！

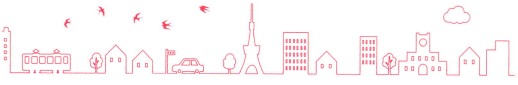

Aさん：そうなの♪　私もすごくうれしくって。でもよく食べてるんだけどね〜。

薬剤師：1, 2か月前と比較して何か生活に変化はありませんでしたか？

Aさん：まあ，夜中の間食はもうしていないよ。

薬剤師：すごいじゃないですか！　きっと今回の検査結果もその効果がでたんでしょう。娘さんも喜んでくれてるんじゃないですか？

Aさん：娘も喜んでくれているし，かかりつけ医の先生にも褒めてもらえるからうれしくって。最近は食べ歩きに行っても意識して野菜から食べるようにしているしね。

薬剤師：素晴らしいですね！　食べ歩きの時にも意識されているなんて！　結果がよくなっているのも，Aさんのお話を聞くとわかるような気がします。また取り組み聞かせてくださいね。

解説

2016年4月の診療報酬改定により，かかりつけ薬剤師指導料，かかりつけ薬剤師包括管理料が新設された。かかりつけ薬剤師とは患者に選ばれて初めてなれるものであるが，そこにはやはり患者から信頼されるという条件が薬剤師には求められてくると考える。

筆者は薬剤師として信頼関係構築のために大切にしている概念が糖尿病の療養分野で提唱されたエンパワーメント（109頁の用語参照）である。このエンパワーメントという概念に基づき患者と関わる上で大切なことは，「○○さんの役に立ちたい！」という医療者としての気持ちである。その土台として求められるのは，医療者側が伝えたい内容を一方的に患者に伝える旧来型のコミュニ

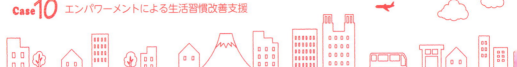

ケーションタイプではなく，患者の思いを普段からしっかり傾聴し，患者の考え，感情を大切に扱うという姿勢である．そうすると患者はその薬剤師には「安心して話せる」，「わかってもらえる」という安心感が芽生え，それが患者自身の療養行動の変化および信頼関係構築の糸口となる．なお，エンパワーメントという概念は糖尿病の分野から生まれた概念であるが，他の疾患（特に慢性疾患）であっても応用は可能であり，基本的な部分では患者との関係性を構築する上で非常に有効であると考えている．

✓ ポイント

特に慢性疾患の患者との関係性に行き詰まった場合に，自分自身の関わり方が一方的な指導になっていないか見直し，そうであったならエンパワーメントの概念に基づき患者の声（思考，行動，感情）に真摯に耳を傾け，継続して支援していくことも有効な方法である．

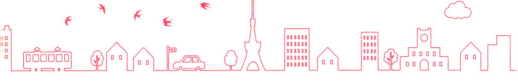

 ## エンパワーメント (文献2より引用)

　エンパワーメントとは「患者さんは本来，病気と共に生きる力を持っている。医療者は患者さん自身がそれに気づくのを助ける」という考え方です。いくら患者さんに「薬を忘れずにきちんと飲んでください！」と薬剤師が繰り返しいったとしても，患者さんの行動が変わらないと多くの薬剤師は経験しているはずです。そこで，強制や脅しではなく患者さんの問題解決の能力を引き出すことで患者さんが抱える問題を解決していくというのが，エンパワーメント・アプローチです。提唱者の一人であるボブ・アンダーソン博士は，動機づけ面接などのスキルとは異なり，エンパワーメントは概念であるといっています。例えるなら，叱責や脅しが「北風」だとするならば，エンパワーメント・アプローチは，患者さん自身の内側に働きかけることから「太陽」ともいえるかもしれません。

文献　1）門脇 孝・監訳，大橋 健・訳：糖尿病エンパワーメント101のコツ，医歯薬出版，2005.
　　　2）岡田 浩：3スターファーマシストを目指せ！，じほう，2013.

付説

「かかりつけ医」機能と診療報酬

村田　光延

期待される，かかりつけ医の役割

　日本医師会は，かかりつけ医を「なんでも相談できる上，最新の医療情報を熟知して，必要な時には専門医，専門医療機関を紹介でき，身近で頼りになる地域医療，保健，福祉を担う総合的な能力を有する医師」と定義している。そして，かかりつけ医機能を医療的機能と社会的機能に分け解説しており[1]，その資質，求められる技能を整理して理解できるようにしている。昨今，推進される「地域包括ケア」の構築では，このような"かかりつけ医"が重要な役割を担うことは論を待たない。

　日本におけるかかりつけ医の在り方は，わが国の医療基盤（例えばフリーアクセス，臓器別専門医の自由開業）の背景を考えなければならない。これを「地域包括ケア」型に変えていくには，診療報酬で「地域包括ケア」の在り方を部分的に誘導していく動きも出てくるであろう。

○**わが国のかかりつけ医の現状**

　かかりつけ医を語る際に，わが国は特有のかかりつけ医制度を保持していることから，諸国のかかりつけ医制度の話題がしばしば出てくる。今後を展望する上で，英国のGP（General Practitioner）を引き合いにしてみたい。このGP制度（登録医制；120頁の用語参照）もかかりつけ医の仕組みだが，わが国とは異なる面がある。

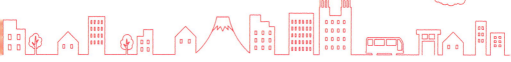

付説 「かかりつけ医」機能と診療報酬

例えば，生活習慣への早期介入のような保健指導への関与についてである。日本では認知症は増えている。認知症予防にも生活習慣の是正が重要であり，英国では政府主導の減塩政策（加工食品85品目の塩分量を規定するなど）とGPによるオーダーメイド健診・保健指導が成果を挙げている[2]。GP制度のもとでは，特に症状がなくとも医学的総合チェックを受け，生活指導を受けることが定期的になされる。一方で，日本では，健診および保健指導は行政・保険者が担当しており，一律に生活習慣病健診と，必要に応じた保健指導が課せられている。かかりつけ医の関与は少ない。

GPは，このような1次医療を担う。一方，日本では病院に勤務していた臓器別専門医が開業して，かかりつけ医となるケースが現行では多い。キャリアチェンジした医師は総合診療医としても機能できるように研鑽を積むことになる。日本では2次医療までカバーするかかりつけ医がみられ，その専門領域を超える場合には，1つの診療所でのポリクリニック・グループ診療，あるいは地域内の他の臓器別専門医とのネットワークで対応していくことがしばしばある。このように診療所レベルで2次医療まで担えることが日本の特徴であり，それとあいまって患者も疾患の専門医にかかりつけ医となってほしいと希望している（図1）。GPと臓器別専門医への診療報酬体系が異なる国も多いが，日本ではどの医師にかかっても同じである。

日本ではいろいろな業態の診療所が存在しているのも特徴である。かかりつけ医になることを希望しない診療所もある。例えば，クリニック規模で救急医療に特化したり，高い専門性によって他医療機関からのコンサルテーションに特化したりしている診療所などがこれにあたる。

時間外診療も日本のかかりつけ医の役割の一部である。英国の時間外診療のシステムを図2に示しておく。医療へのアクセスが段階的になっており，また2次医療圏（35万人規模）で対応している。このアクセスの前段

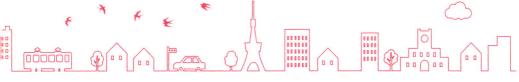

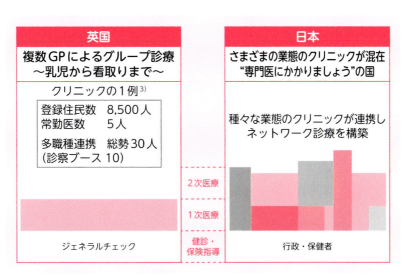

図1　クリニック診療の守備範囲

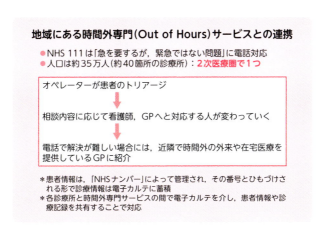

図2　英国における時間外診療

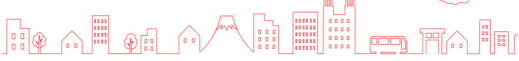

付説 「かかりつけ医」機能と診療報酬

階として，かかりつけ医のもとでのセルフマネジメント・メディケーションの考え方が普及している。登録医が時間外対応していない場合には時間外サービス (Out of Hours) で対応することとなるが，すべての患者情報や診療記録は共有されている。これと逆の方向性が，"コンビニ受診"や"24時間対応の遠隔診療"と言えるかもしれない。利便性と医療費適正化との折り合いは，日本の病院ばかりでなく，かかりつけ診療にとっても課題である。

日本では，輪番制であったり夜間・休日診療所を開設したりして地域で1次救急に対応している。小児救急電話相談事業（短縮番号「#8000」番）は，段階的アクセスを目指して2004年から始まり2010年には全国どこからでも利用可能となった。今後さらに普及することが期待される。住民の利便性を考えれば狭い地域で，他方，効率性や医療者の負担を考えれば広域で対応することなる。

また，在宅医療も日本のかかりつけ医の役割の一部である。地域住民が必ずホームドクター（120頁の用語参照）をもち，そのホームドクターが自分の患者（ホーム患者）の終末医療や看取りまで対応できれば問題ないが，現状ではなかなかそうはなっていない。複数医師が在籍している在宅専門診療所は，最期まで対応することが多いが，今後さらに増えていくと予想されるニーズを考えるとかかりつけ医がマネジメントしていく体制が大切になってくる。

診療報酬—かかりつけ医点数の変遷

1996年に新設された「外総診（老人慢性疾患外来総合診療料）」は，"かかりつけ医点数"と言える（点数は735点，月2回まで算定可［院外処方箋を交付する場合］）。1人の患者がただ1人のかかりつけ医をもつ想定での

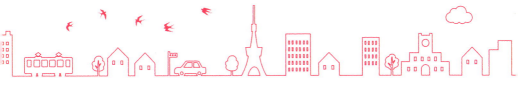

点数のため，複数医療機関が同月に重複算定できない。算定が診療所・中小病院限定であり，院外処方が有利な算定，そして定額制（包括化）となっていた。当時は，高齢者は定額負担であったために，外総診に算定を変更しても患者負担額は変わりないことから普及していった。しかし，かえって高齢者の外来医療費が増加したためか2002年に廃止となる。かかりつけ医を1人に決める，包括性という形はこの時すでに始まっていた。

そして，外総診の廃止に代わるように新設され，現在も算定可能である「生活習慣病管理料」（650〜800点［院外処方箋を交付する場合］）がある。対象疾患が老人慢性疾患から，脂質異常症，高血圧，糖尿病となった。包括算定で1つの医療機関のみが算定可能であることは同じであるが，現在，まったく普及していない。一番の理由は，現在は高齢者も含めて定率負担となっているため，患者負担額増加への納得を得るのが困難だからと思われる。また，4か月に1回以上の「療養計画書」の発行が実臨床の現場に合わないこともその一因であろう。

診療報酬改定から見えてくる"かかりつけ医"の姿

1. かかりつけ医の評価：「地域包括診療料・加算」

2014年度診療報酬改定で初めて示された「地域包括診療料・加算」がある（表1）。ただし，届出施設数は2015年7月時点で93施設にとどまった。診療所にとっては，時間外対応加算，常勤医3人以上や院内処方（もしくは24時間対応薬局での処方）のハードルが高く，また患者への負担増に関する説明が困難であった。2016年度改定では，常勤医を3人から2人に削減するという微調整が行われ，さらに「認知症地域包括診療加算」が増設された。このことから，入院医療に続いて，外来・在宅医療の包括化の方向性も，かかりつけ医の方針として揺るぎないことはよくわかる。

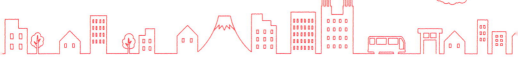

付説 「かかりつけ医」機能と診療報酬

表1 主治医機能〔かかりつけ医〕の評価について（2014年度診療報酬改定より）

	地域包括診療料 1,503点（月1回）		地域包括診療加算 20点（1回につき）
	許可病床200床未満病院	診療所	診療所
包括範囲	下記以外は包括 ● (再診料の) 時間外加算, 休日加算, 深夜加算及び小児科特例加算 ● 地域連携小児夜間・休日診療料　診療情報提供料（Ⅱ） ● 在宅医療に係る点数（訪問診療料, 在宅時医学総合管理料, 特定施設入居時等医学総合管理料を除く。） ● 薬剤料（処方料, 処方せん料を除く。） ● 患者の病状の急性増悪時に実施した検査, 画像診断及び処置に係る費用のうち, 所定点数が550点以上のもの		出来高
対象疾患	高血圧症, 糖尿病, 脂質異常症, 認知症の4疾病のうち2つ以上（疑いは除く）		
対象医療機関	診療所又は許可病床が200床未満の病院		診療所
研修要件	担当医を決めること。関係団体主催の研修を修了していること。（経過措置1年）		
服薬管理	● 当該患者に院外処方を行う場合は24時間開局薬局であること　等	● 当該患者に院外処方を行う場合は24時間対応薬局と連携する　等	
	● 他の医療機関と連携の上, 通院医療機関や処方薬をすべて管理し, カルテに記載する ● 院外処方を行う場合は当該薬局に通院医療機関リストを渡し, 患者は受診時にお薬手帳を持参することとし, 医師はお薬手帳のコピーをカルテに貼付する等を行う　等 ●（地域包括診療料のみ）当該患者について, 当該医療機関で検査（院外に委託した場合を含む。）を行うこととし, その旨を院内に掲示 ● 当該点数を算定している場合は, 7剤投与の減算規定の対象外とする		
健康管理	● 健診の受診勧奨, 健康相談を行う旨の院内掲示, 敷地内禁煙　等		
介護保険制度	● 介護保険に係る相談を受ける旨を院内掲示し, 主治医意見書の作成を行っていること。 ● 下記のいずれか1つを満たす ①居宅療養管理指導または短期入所療養介護等の提供　②地域ケア会議に年1回以上出席　③居宅介護支援事業所の指定　④介護保険の生活期リハの提供　⑤介護サービス事業所の併設　⑥介護認定審査会に参加　⑦所定の研修を受講　⑧医師がケアマネージャーの資格を有している　⑨（病院の場合）総合評価加算の届出又は介護支援連携指導料の算定		
在宅医療の提供及び24時間の対応	● 在宅医療を行う旨の院内掲示, 当該患者に対し24時間の対応を行っていること		
	● 下記のすべてを満たす ①2次救急指定病院, 救急告示病院又は病院群輪番制病院　②地域包括ケア病棟入院料等の届出　③在宅療養支援病院	● 下記のすべてを満たす ①時間外対応加算1の届出　②常勤医師が3人以上在籍　③在宅療養支援診療所	● 下記のうちいずれか1つを満たす ①時間外対応加算1又は2の届出　②常勤医師が3人以上在籍　③在宅療養支援診療所

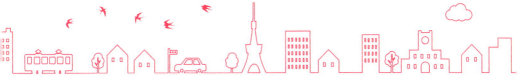

　この地域包括診療料は2つの医療行為，すなわち外来診療と在宅医療を同じ土俵で扱っている。在宅医療は外来診療の延長という考え方に基づいてのことであるが，そこに投入される医療資源は大きく異なる。外来診療では設備が必要であり，胃や大腸内視鏡検査装置を備えることもわが国では珍しくなく，これらの投資した資源を有効活用することが理に適っている。また，要求されるスキルも異なる。外来包括診療と在宅医療の普及という観点からは，この2つの医療行為に対する算定を分け，外来診療と在宅医療を別々に評価するほうが好ましいと思われる。

2. 厚生労働省が示す"かかりつけ医"の在り方

　診療報酬では，厚生労働省から，目指す"かかりつけ医"の在り方が示されるという点に大きな意義がある。診療所でも医師が複数在籍し，外来から在宅医療まで行い，時間外対応も行う―すなわちグループ診療を基盤とした診療所の指向は示唆される。2016年の改定で常勤医3人を2人に削減したことで，算定できるハードルは下がった。一方で，"外来から在宅医療まで行い，時間外対応も行う"となれば，5～6人の医師がグループ化することが理想であるという意見もある。

　また，ヘルスケアから"かかりつけ医"が担当するとなると医師だけでは十分な受け皿とはなり得ない。地域医療を担える認定看護師の育成，法整備も進めていかなければならないだろう。医師の補助としての看護師ではなく，病院だけでなく，診療所レベルでもある程度の裁量権をもった役割が担えるようになることは課題である。日本の医療基盤や国民性などを考え，コメディカルと協働した日本独自の疲弊しない持続可能な医療体制が目指されるべきである。

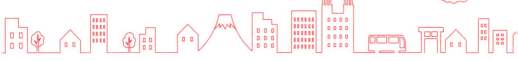

表2 診療報酬の比較―大病院とクリニック

	再診料	管理加算	管理料	合計点数	自己負担 (3割) 円
クリニック	72	52	225	350	1050
大病院	73	0	0	73	219

3. 2018年度改定―かかりつけ医以外を受診した場合における定額負担の導入

　経済財政再生計画の工程表で，2016年度中に法案提出および実施を目指すと明記されている項目に，「かかりつけ医の普及の観点から，かかりつけ医以外を受診した場合における定額負担を導入する」がある。かかりつけ医以外を受診した際は，例えば定額で150円多く自己負担するというものである（地域包括診療料や認知症地域包括診療料が算定されていない場合）。"かかりつけ医"を普及する観点からはある程度の効果が期待でき，また患者側のフリーアクセス権も残されているので受け入れやすい。この改定は2018年度には実施されることが予想され，その時点で自分のかかりつけ医を1人決めることとなり，重複投薬や重複頻回受診の抑制などの期待が寄せられる。なお，日本と同じ保険診療制度であるフランスでは，2004年より16歳以上はホームドクターを決め，登録することとなった[4]。

4. かかりつけ医評価としての現行の特定疾患療養管理料

　目先を変えて，現行の診療報酬でのかかりつけ医としての診療報酬についてを考えてみたい。表2は大病院と診療所の外来診療報酬の比較である。高血圧で通院している患者からすれば，同じような診察をして処方箋をもらっても，自己負担としては831円違い，また医療費としては2,770円多く診療所の方がかかる。この差の大部分は特定疾患療養管理料にある。大病院はかかりつけ医とはならないことを考えると，この差額分がか

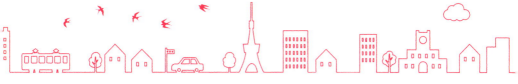

かかりつけ医としての診療報酬とも言うこともできる。

　診療報酬上のルールとして特定疾患療養管理料は，仮に患者が特定疾患ごとに別の診療所を受診しても（高血圧はA診療所，糖尿病はB診療所など）算定されてしまうわけだが，かかりつけ医を1人決め，できる限りそこでまとめて診ましょうというコンセンサスが地域に根ざせばこの問題は解決される。外来医療費の削減のために包括化にしようとしているわけであるが，「かかりつけ医を決め，そこで包括的に診る」ことが地域でのコンセンサスとなれば，現行の算定法でも外来医療費の削減は可能である。

"3方よし"の地域包括ケア

　地域包括ケアの整備では，行政―住民―医療機関の3方がよしとなる，これが理想である。すなわち効率的に質の高い医療を医療者が疲弊することなく提供することである。地域ごとに事情は異なるので，それぞれの地域ごとに社会資源の役割分担を決める必要がある。いろいろな業態の診療所が存在する日本，特に都市部に限れば，それぞれの医療機関が自分の役割を果たすための診療報酬を選択できることが当面は理想かもしれない。例えば，専門医療と包括的な外来診療を目指している診療所（現在の日本の多くの"かかりつけ医"），プライマリケア専門の診療所，スーパー専門医として他診療所からコンサルトされる診療所，在宅医療を専門にやっている診療所，入院設備を要する診療所，これら種々の業態の診療所がネットワークを形成し，その地域で過不足ない医療を提供する。一方であらゆる地域包括ケアに合わせたかかりつけ医像の形成とその研修についても進めていく必要もある。今後，地域ごとの実情（医療資源や人口構成など）に合わせて，コンセンサスを構築していくことになると思う。

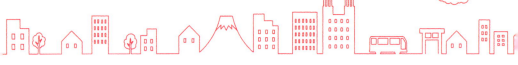

付説 「かかりつけ医」機能と診療報酬

GP制度

　GP制度を採用している国では，生まれてすぐに自分の家庭医（GP：General Practitioner）を登録する（フランスでは16歳以上）。担当となった家庭医は，保健指導からプライマリケアまでを担当。救急医療を除いては，必ず担当の家庭医の診察を受けてから，必要に応じて各専門医へ紹介を受ける。診療報酬は人頭払い（包括）に出来高が加算される。欧州では税制（英国），保険診療（フランス）の違いを超えて広く採用されており，また医療も市場経済にほぼ委ねている米国においても採用されている。

ホームドクター（ホームクリニック）

　「私のかかりつけ医は大学病院です」という患者にいまだによく遭遇する。確かに定期受診しており，"かかりつけ"であるようにみえる。また，眼科や耳鼻咽喉科などの"かかりつけ"もあろう（図3）。そんな患者にホームドクターという語を用いて，「何かあっても最終的にもどってくるホームのように，あなたのことをよく知っていて，あなたのすべての医療情報がある場所，それがホームドクター（ホームクリニック）です。何かあったらまずここに来てください，ここで解決できないときは，解決してくれる先生を責任をもって紹介します」と説明するようにしている。クリニック医師も非常勤女性医師の役割が今後さらに大切になることが予想され，日本も英国のように，担当医制から担当クリニック制に移行するで

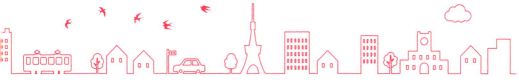

```
「大学病院がかかりつけ医：定期受診しているから」
　➡ 人によって定義がさまざま

「かかりつけ医は3人います」
　➡ 臓器疾患別のかかりつけ医

「健康なので，かかりつけ医はいません」
　➡ 病気になってからのかかりつけ医

ホームドクター　担当住民のヘルスケアから，
　　　　　　　　医療・看取りまでを地域で
　　　　　　　　マネージメントする責任者
```

図3　かかりつけ医—患者側から

あろう。また，当院では当院をホームクリニックとしている患者をホーム患者と呼んでいる。

参考文献　1) 日本医師会：かかりつけ医の在宅医療；超高齢社会—私たちのミッション，日本医師会，2013.
　　　　　2) 本多京子：塩分が日本を滅ぼす，幻冬舎，2016.
　　　　　3) 連載：クロストーク　日英地域医療，医学界新聞，No.3100-3150.
　　　　　4) 財政制度審議会：「経済・財政再生計画」の着実な実施に向けた建議，平成28年5月18日.
　　　　　5) 松田晋哉：医療のなにが問題なのか；超高齢社会日本の医療モデル，勁草書房，2013.

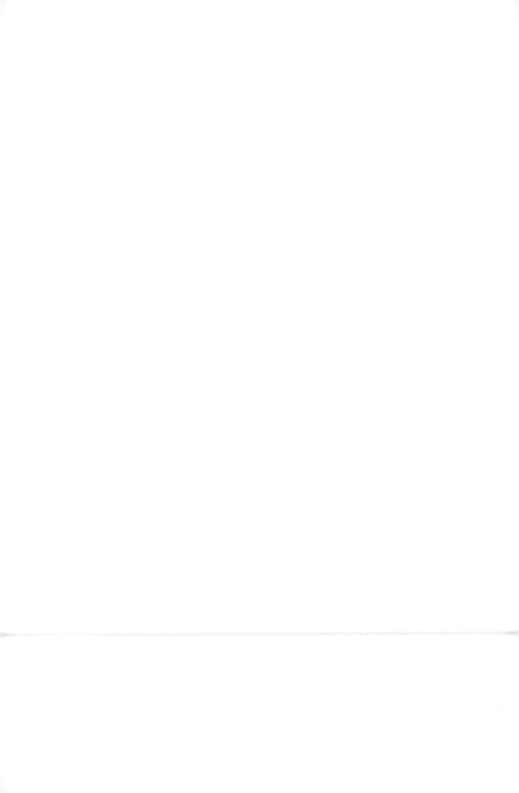

かかりつけ医必携！
地域包括ケア時代における 行動変容と継続支援

定価　本体2,700円（税別）

平成28年11月30日　発　行

編　集	小谷　和彦（こたに　かずひこ）	
発行人	武田　正一郎	
発行所	株式会社じほう	

　　　　　101-8421　東京都千代田区猿楽町1-5-15（猿楽町SSビル）
　　　　　電話　編集　03-3233-6361　販売　03-3233-6333
　　　　　振替　00190-0-900481
　　　　＜大阪支局＞
　　　　　541-0044　大阪市中央区伏見町2-1-1（三井住友銀行高麗橋ビル）
　　　　　電話　06-6231-7061

©2016　　　　　　　　　　　　　　組版・印刷　永和印刷（株）
Printed in Japan

本書の複写にかかる複製，上映，譲渡，公衆送信（送信可能化を含む）の各権利は株式会社じほうが管理の委託を受けています。

JCOPY ＜(社)出版者著作権管理機構　委託出版物＞
本書の無断複製は著作権法上での例外を除き禁じられています。
複製される場合は，そのつど事前に，(社)出版者著作権管理機構（電話 03-3513-6969，FAX 03-3513-6979，e-mail：info@jcopy.or.jp）の許諾を得てください。

万一落丁，乱丁の場合は，お取替えいたします。
ISBN 978-4-8407-4910-7